PTSD の持続エクスポージャー療法
トラウマ体験の情動処理のために

エドナ・B・フォア
エリザベス・A・ヘンブリー
バーバラ・O・ロスバウム

監 訳

金 吉晴
小西聖子

訳

石丸径一郎
寺島 瞳
本田りえ

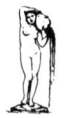

星 和 書 店

Prolonged Exposure Therapy for PTSD
Emotional Processing of Traumatic Experiences
Therapist Guide

by
Edna B. Foa, Ph.D.
Elizabeth A. Hembree, Ph.D.
Barbara O. Rothbaum, Ph.D.

translated by
Yoshiharu Kim, M.D.,Ph.D.
Takako Konishi, M.D.,Ph.D.
Keiichiro Ishimaru, Ph.D.
Hitomi Terashima, Ph.D.
Rie Honda, Ph.D.

English Edition Copyright © 2007 by Oxford University Press Inc.
Japanese Edition Copyright © 2009 by Seiwa Shoten Publishers, Tokyo
Originally published in English in 2007. This translation is published
by arrangement with Oxford University Press

日本語版への序文

『PTSDの持続エクスポージャー療法』の治療者用ガイドブックの日本語版にこうして序文を書くことを，大変嬉しく思います。と同時に，私としてもひとつの仕事を成し遂げたという気持ちがしております。英語の原書が出版されてまもない時期に，このようにして日本語版が出版されたということは，日本におけるPTSDの指導的な立場にある方々が，この病態に対するエビデンスに基づいた治療を，とりわけ持続エクスポージャー療法（PE）を，日本に導入することに情熱を傾けてきたことを示しています。その先頭に立ってきた，金，小西の両博士はこの本を監訳しただけではなく，出版の具体化に向けても努力をされました。PEの日本への導入は，2003年に金吉晴氏が著者の一人であるフォアを日本に招待して4日間のワークショップを主催し，PTSDの治療に強い関心を抱いていた臨床家たちにPEの訓練をしたことに始まります。このワークショップに続いて，フォア，ヘンブリーが日本を訪れ，PEの訓練とスーパービジョンを続けてきました。と同時に，何人かの日本の臨床家が，PEが開発された場所である「不安治療研究センター（CTSA）」を訪れ，特に金，小西の両氏は，繰り返し訓練を受けて，PEのスーパービジョンと訓練を日本で行うことができるようになりました。両氏と私たちとの実り多い協力関係の結果，今や日本は，PTSDに苦しむ人々がPEを受けることができるという意味で，世界でも指導的な国のひとつになっています。PEが効果的な治療法であり，PTSDに対するあらゆる治療の中でもっとも科学的なエビデンスに支えられていることを考えると，このことは大変に意義深いことと思われます。事実，日本で行わ

れたいくつかの臨床研究においても，PEが慢性的なPTSDに有効であることが示されています。やがて，PEの熟練者たちによって何百人もの日本の臨床家がPEの訓練を受けることができれば，PTSDに苦しむ多くの日本の患者たちは，本当に役に立つ治療を容易に受けることができるようになるでしょう。

　トラウマ的な出来事は世界中で起きています。そのために，文化を超えた効果的な治療法を開発することが強く求められています。その意味で，米国以外の国においてもPEの効果が認められたことを，大変に心強く感じています。

　この本によってPEがさらに日本の臨床家に普及し，慢性的なPTSDに苦しむ人々が効果的な治療法を手に入れ，自分自身の本当の生活を取り戻していくことを心から願っております。

エドナ・B・フォア
エリザベス・A・ヘンブリー
バーバラ・O・ロスバウム

はじめに

　本書はペンシルバニア大学精神科教授（心理学）のエドナ・フォア教授とそのスタッフによる，持続エクスポージャー療法（PE）の解説書である。この治療法は，米国学術会議を初めとする多くの治療の指針，評価資料の中で，薬物療法を含めた多くの治療法の中で，常に最も高い評価を得ている。訳者（金）が2003年5月にフォア教授を初めて日本に招聘し，PE のワークショップを開催して以来，この治療法は，次第に私たちになじみの深いものとなり，日本の PTSD 治療に大きな影響を与えてきた。このたび，治療マニュアルが英文で出版されたことを受け，翻訳の運びとなったものである。なお，これまでのワークショップでも非公開の手引き書が翻訳されて用いられてきたが，大幅に改変されたことを受けて，今回新たに訳出をした。
　この治療法は，現在，エビデンスが出ている PTSD の治療法の中で，最良のものであることは疑いがなく，本書の出版を機会にそれが適切に理解されることを願っている。と同時に優れた臨床力を必要とする治療であるので，何らかの講習会やスーパービジョンを受けた上で実施することを勧めたい。また PE を実際に行うことができなくても，本書に示されている治療原理は，PTSD 患者に関わる多くの臨床家にとって貴重な示唆に富んでいると思う。
　訳者ら（金，小西）はそれぞれフォア教授の下で研修を積み，認定を受けて，2007年から日本でもワークショップを開催し，またこの治療を実際に行ってきた。何年も PTSD に苦しんできた方が，この治療によって改善していく例を目の当たりにし，ガイドラインで推奨されている効

果を実感している。しかしもちろん，全例に有効というわけではなく，フォア教授もそれは率直に公開している。

　私たちがPEを世に広めようと思ったのは，その効果もさることながら，フォア教授らのこのような率直な態度と，実証的な研究方法を信頼しているからである。トラウマ治療の領域では，急性期の心理的デブリーフィングがPTSDを予防するといった主張を初めとして，限られた経験から断定的な主張がなされることが多く，結果としてそれが支持されなかったという例が少なくない。本書を通じて，PEという治療方法だけではなく，自分の臨床実践の効果を厳しく問い直していくというフォア教授の姿勢からも学ぶことが多いのではないかと思っている。

　本書の全体を通じて，フォア教授はtraumaという用語を，トラウマ的な出来事，その体験，結果としての反応を指して多義的に用いているため，文脈に応じて訳し分けた。

　なお本書は，石丸（1，2，7章，トラウマ面接），寺島（1，6章，トラウマ面接），本田（5，8章）が翻訳をし，金，小西がその他の箇所と監訳を担当した。

　翻訳にあたって温かな励ましを頂いたフォア教授と，編集の労を執っていただいた星和書店の近藤達哉氏に感謝します。

訳者を代表して

金　吉晴
小西聖子

目　次

日本語版への序文 iii
はじめに v

第1章　治療者のための基本的情報...1
情動処理理論の背景と目的　1
PTSDの診断基準　4
有病率　7
エビデンスに基づいたPEの治療プログラムの発展　8
PTSD治療のためのPEモデル：情動処理理論　15
PTSDの自然回復と慢性化　18
この治療プログラムの利益とリスク　21
　　利益　21
　　リスク　21
代替療法　22
薬物療法　22
治療プログラムの概要　24
セッションの構造　25

第2章　トラウマ体験者の治療における評価方法と注意........29
どのような患者がPEに適しているか？　29
　　薬物・アルコールの乱用や依存　32
　　危険な住環境・労働環境　33
　　重度の解離症状　34
　　第Ⅱ軸障害の存在　35

罪悪感や恥辱感が顕著な PTSD の場合　35
  まとめ　36
  評価方法　36
  対人暴力の被害者を治療する際の留意点　38
  治療の基礎を築く　39
     概念モデル　39
     治療同盟　39
     治療原理　40
  トラウマ体験者の治療の難しさ　41
  治療への動機づけ　41
  治療者への助言：どうやって自分自身をケアするか？　44

第 3 章　セッション 1 47
  準備するもの　47
  セッションの概要　47
  このプログラムの全体像および
    使用する治療法の説明（25 〜 30 分）　48
  情報収集（45 分）　53
  呼吸再調整法（10 〜 15 分）　53
  宿題（5 分）　55

第 4 章　セッション 2 57
  準備するもの　57
  セッションの概要　57
  概　要　58
  宿題の振り返り（5 〜 10 分）　58
  本日のセッション予定の説明（3 分）　59
  よく見られるトラウマ反応について（25 〜 30 分）　59

治療者のための情報　59

　　　患者への説明　61

　　　症例：よく見られるトラウマ反応　70

　現実エクスポージャーの説明　74

　　　治療原理（10分）　74

　　　　　1）症例1：現実エクスポージャー　77

　　　　　2）症例2：現実エクスポージャー　77

　SUDSの説明（5分）　78

　現実エクスポージャーの階層表の作成（20分）　80

　トラウマ体験者が回避する典型的な状況のリスト　83

　不安階層表を作成する時の安全性の配慮　84

　　　　　1）症例1：安全性への配慮　86

　　　　　2）症例2：安全性への配慮　87

　現実エクスポージャーの宿題（5分）　88

　　　治療者のための情報　88

　現実エクスポージャーの宿題の提示　89

　宿題（10分）　91

第5章　セッション3 93

　準備するもの　93

　セッションの概要　93

　宿題の振り返り（10～15分）　94

　セッションの予定の説明（3分）　94

　　　治療者のための情報　95

　　　長期間あるいは複数のトラウマ　96

　　　処　理　96

　想像エクスポージャーの治療原理（15分）　97

　　　患者への説明　97

患者のためのまとめ　103

想像エクスポージャーの実施（45〜60分）　104

患者への説明　104

想像エクスポージャーで治療者が用いるコメント　107

想像エクスポージャーでトラウマ記憶の処理を促す方法　107

想像エクスポージャーの処理（15〜20分）　109

想像エクスポージャーで治療者が経験する
可能性のある問題点　115

症例：想像エクスポージャーの始め方　115

宿題（5分）　118

第6章　中間セッション 119

準備するもの　119

セッションの概要　119

宿題の振り返り（10分）　120

セッションの予定を説明する（3分）　121

想像エクスポージャー（30〜45分）　121

患者への説明　121

ホットスポットの手続き　123

想像エクスポージャーの処理（15〜20分）　125

現実エクスポージャーについての話し合い（10〜15分）　126

宿題（5分）　126

第7章　最終セッション 127

準備するもの　127

セッションの概要　127

宿題の振り返り（10分）　128

今回のセッションの予定の説明（3分）　128

想像エクスポージャーの実施（20～30分）　128
　　治療プログラムと患者の進歩を振り返る（30分）　129
　　　治療者のための情報　129
　　治療プログラムで学んだスキルをまとめる　130
　　　現実エクスポージャーにおける患者の進歩を振り返る　130
　　治療の終結：終わりの挨拶（5分）　133
　　結　論　134

第8章　患者に応じた問題の予測と治療の修正： 効果的な情動的関わりの促進 135
　治療モデルの重要性　136
　現実エクスポージャーと想像エクスポージャーの効果的な施行　137
　　現実エクスポージャーの修正　137
　　想像エクスポージャーの修正　140
　　アンダー・エンゲージメント　142
　　オーバー・エンゲージメント　144
　エクスポージャーを妨げる問題　149
　　回　避　149
　　怒りなどの否定的な情動　150
　　混乱と危機：その中でもPTSD治療の焦点を維持する　152

付録　トラウマ面接 155
資料　よく見られるトラウマ反応 169
文　献 179
索　引 185
おわりに 189
著者について 193
訳者について 195

第1章
治療者のための基本的情報

　本書はPTSDのための持続エクスポージャー療法の治療マニュアルであり,『トラウマからの回復に向けて（Reclaiming Your Life from a Traumatic Experience)』という患者用のワークブック（翻訳準備中）とセットになっている。この治療マニュアルは，認知行動療法（cognitive behavioral therapy：CBT）をよく知っている治療者や，持続エクスポージャー療法（prolonged exposure：PE）の熟練者の指導による集中的なワークショップを受けた治療者が用いるように作られている。このマニュアルに従えば，トラウマをもたらすようなさまざまな種類の被害による外傷後ストレス障害（posttraumatic stress disorder：PTSD）を対象とした，短期間の認知行動療法プログラムを実施することができる。

情動処理理論の背景と目的

　<u>情動処理</u>の全体的な目的は，トラウマに関連したPTSDやそれ以外の症状を改善するために，トラウマを受けた被害者にその経験を情動（emotion）的に処理（process）させることである。持続エクスポー

ジャー療法（以下，PE）という名称は，この治療プログラムが不安障害のためのエクスポージャー療法の長い歴史から生まれたことを意味している。この治療法は，過度な恐怖や不安を克服するために，患者を安全ではあるが不安を喚起させる状況に直面させるというものである。PE のもうひとつの源は PTSD の情動処理理論（emotional processing theory）である。その理論で強調しているのは，トラウマ記憶の適切な処理が PTSD 症状の改善にとって中心的な役割を果たすということである。私たちが本書で強調しているのも，情動の処理こそが PTSD 症状を軽快させる基礎的なメカニズムだということである。

PE には以下の手続きがある。
■ 心理教育。よく見られるトラウマ反応の説明など。
■ 呼吸再調整法。自分を落ち着かせるための呼吸法の指導。
■ 現実エクスポージャー。トラウマによる苦痛や不安のために患者が避けている状況や対象に対して，繰り返し行う。
■ 想像エクスポージャー（想像の中でトラウマ記憶に立ち戻って話すこと）。トラウマ記憶に対して，繰り返し，持続的に行う。

<u>心理教育</u>はセッション 1 で開始し，治療の全体的な理論を説明する。まずプログラムの概観を示し，それに続く説明で，PTSD 症状やトラウマによる苦痛が続くのはトラウマの想起刺激を回避しているからであり，PE はそのような回避を直接に打ち消す作用があることを伝える。この治療理論は，後のセッションで想像エクスポージャーと現実エクスポージャーという PE の中核的な治療法を紹介する際に，再び詳しく述べる。セッション 2 では心理教育の続きとして，よく見られるトラウマ反応について話し合う。そこではトラウマによって生じる一般的な症状や情動，行動について説明する。話し合いの中でトラウマへの患者自身の反応を聞き出し，その反応は PTSD という文脈においては誰にでも

起こりうることを理解させる（ノーマライゼーション：normalization）。

　呼吸再調整法はセッション1で紹介する。
　この技法の目的は，仕事などの日常機能の妨げになるような一般的な緊張や不安を軽減するための，有効で手軽なスキルを教えることである。私たちの経験では，呼吸再調整法が非常に有効だと感じて頻繁に用いる患者もいれば，あまり用いない患者もいる。若干の例外はあるが，エクスポージャーを実際に行う時には呼吸再調整法は用いないように指示する。というのは，特に工夫をしなくてもトラウマに関連した記憶や状況に対処できることを，患者に体験してほしいからである。私たちの印象では，呼吸再調整法はPEの過程や結果にとってそれほど重要ではない。

　現実エクスポージャーについてはセッション2で紹介する。
　現実エクスポージャーで取り組むのは，本当は安全であるにもかかわらず，トラウマに関連する不安や苦痛が引き起こされるために患者が避けているような状況，行動，場所，対象である。各セッションの最後に治療者と患者は練習すべき課題を選ぶ。その時には，患者がどの程度苦痛を感じるか，またその宿題をやり遂げられるかどうかを考慮する。基本的に現実エクスポージャーの課題は次のセッションまでの宿題とするが，もしその課題がとても難しいようなら，セッションの最中に患者と治療者が一緒に練習してもよい。

　想像エクスポージャーはセッション3から始める。
　これはトラウマ記憶に想像の中で立ち戻ることである。患者はこれ以降のセッションで，トラウマとなった出来事について心に思い描き，声に出して詳しく話すことになる。話した内容は録音し，その週の録音を聞くことを宿題にする。すでに述べたようにPEの主要な治療手続きは，想像エクスポージャーと現実エクスポージャーの2つの介入である。

治療理論の概要とあわせて，現実エクスポージャーと想像エクスポージャーの目的を説明する。その目的とは，トラウマに関連する記憶や状況に直面することによって，トラウマとなった出来事に対する情動の処理を促進させることである。それによって，トラウマ記憶（traumatic memory）やその記憶と関連する状況や行動は，トラウマそのものとは違うことが分かってくる。トラウマの想起刺激に接しても自分は安全であり，刺激によって生じた最初の不安や苦痛は刺激に向き合うことで次第に減少し，やがて耐えられるようになる。そのようなことを患者は学び，そして最後には，恐怖や回避のために生活や能力が制限されていた状態から回復し，自分の人生を取り戻していくのである。

PTSD の診断基準

最近の精神疾患の診断・統計マニュアル第 4 版改訂版（DSM-Ⅳ-TR；APA, 2000）において，PTSD は，実際の，もしくは知覚された，生命や身体の保全の脅威があるような出来事を経験する，もしくは目撃することで現れる不安障害，として記述されている。さらに，この出来事に対する情動的反応は恐怖，戦慄，無力感によって特徴付けられる。PTSD に特徴的な 3 つの症状群は，再体験，回避，過覚醒である。

【PTSD の DSM-Ⅳ-TR 基準】
（髙橋三郎ほか；DSM-Ⅳ-TR 精神疾患の診断・統計マニュアル 新訂版；医学書院 2003 より一部改変）

A．その人は，以下の 2 つがともに認められる外傷的な出来事に暴露されたことがある。
  1. 実際にまたは危うく死にかねないような，または重症を負ってしまうか／自分または他人の身体の保全が脅かされるような出来事を，1 回もしくはそれ以上，本人が体験し，目撃し，また

は直面した。
  2. その人に，強い恐怖，無力感または戦慄といった反応が生じた。
     注：子供の場合はむしろ，まとまりのないまたは興奮した行動によって表現されることがある。
B．外傷的な出来事が，以下の1つ（またはそれ以上）の形で再体験され続けている。
  1. 出来事の反復的，侵入的，苦痛な想起で，それはイメージ，思考，または知覚を含む。
  2. 出来事についての反復的で苦痛な夢
  3. 外傷的な出来事が再び起こっているかのように行動したり，感じたりする（その体験を再体験する感覚，錯覚，幻覚，および解離性フラッシュバックのエピソードを含む，また，覚醒時または中毒時に起こるものを含む）。
  4. 外傷的出来事の1つの側面を象徴し，または類似している内的または外的きっかけに暴露された場合に生じる，強い心理的苦痛
  5. 外傷的出来事の1つの側面を象徴し，または類似している内的または外的きっかけに暴露された場合の生理学的反応性
C．以下の3つ（またはそれ以上）によって示される，（外傷以前には存在していなかった）外傷と関連した刺激の持続的回避と，全般的反応性の麻痺：
  1. 外傷と関連した思考，感情，または会話を回避しようとする努力
  2. 外傷を想起させる活動，場所または人物を避けようとする努力
  3. 外傷の重要な側面の想起不能
  4. 重要な活動への関心または参加の著しい減退
  5. 他の人から孤立している，または疎遠になっているという感情
  6. 感情の範囲の縮小（例：愛の感情を持つことができない）

  7. 未来が短縮した感覚（例：仕事，結婚，子供，または正常な寿命を期待しない）
D．（外傷以前には存在していなかった）持続的な覚醒亢進症状で，以下の2つ（またはそれ以上）によって示される。
  1. 入眠，または睡眠維持の困難
  2. いらだたしさまたは怒りの爆発
  3. 集中困難
  4. 過度の警戒心
  5. 過剰な驚愕反応
E．障害（基準B，C，およびDの症状）の持続期間が1カ月以上
F．障害は，臨床的に著しい苦痛，または社会的，職業的，または他の重要な領域における機能の障害を引き起こしている。

該当すれば特定せよ
急性：症状の持続期間が3カ月未満の場合
慢性：症状の持続期間が3カ月以上の場合

該当すれば特定せよ
遅発性発症：症状の発現がストレス因子から少なくとも6カ月の場合

 トラウマとなった出来事の直後にPTSD症状が生じることはごく一般的なことであるが，ほとんどの場合には，これらの症状の強度や頻度は時間経過とともに自然に減少する。しかし少数のトラウマ体験者ではPTSD症状が持続し，慢性化して日常機能を障害する。DSM-Ⅳ-TRによると，症状がトラウマの後1カ月以上持続し，臨床的に重大な苦痛や機能障害を引き起こしている場合に，急性PTSDの診断が下される。症状が3カ月以上持続すれば慢性という診断が下され，トラウマ後少なくとも6カ月を過ぎて症状が現れた場合は遅発性と見なされる。

有病率

トラウマとなる出来事はかなりの頻度で起きている。米国の人口の60％は，一生のうちに少なくとも1度はトラウマとなり得る出来事に遭遇する（Kessler, Sonnega, Bromet, Hughes, & Nelson, 1995）。しかしトラウマからの回復についての一連の研究によると，一般的な米国の人口のPTSDの発生率はおよそ8〜14％の範囲である（Breslau, 1998; Breslau, Davis, Andreski, & Peterson, 1991; Kessler et al., 1995）。つまり，ほとんどのトラウマ体験者はPTSDに罹患しない。

いくつかの研究が一貫して，女性は男性の約2倍の頻度でPTSDを発症することを示している（例：Kessler et al., 1995）。この現象の原因については，TolinとFoa（2006）の議論を参照されたい。また回復のほとんどは最初の3カ月以内に起きることを示す研究もある（Rothbaum, Foa, Riggs, Murdock & Walsh, 1992など）。トラウマとなった出来事の後で1年間PTSD症状が持続した場合は，治療を受けずに症状が寛解する見込みは少ない（Kessler et al., 1995）。PTSDはしばしば高い率で他の障害（特に気分障害，他の不安障害，薬物乱用障害）を合併する（Kessler et al., 1995）。さらにPTSDにならなかったトラウマ体験者よりも，PTSDになったトラウマ体験者の方が，健康上の問題の頻度が高い（Schnurr & Green, 2004）。PTSDは生活の質（QOL）の低下や経済的損失（就業日数の減少など）とも関連がある。つまりPTSDは，被害者に心理的苦痛を引き起こすだけではなく，公衆衛生や経済の面でも深刻な影響をもたらしている。

エビデンスに基づいた PE の治療プログラムの発展

　現在のところ，PTSD への治療効果が最も実証的に証明されているのは，PE をはじめとするさまざまなエクスポージャー療法である。エクスポージャー療法は，それ以外の認知行動的な要素が含まれているか否かに関わらず，女性の性暴力被害者や児童虐待の被害者に対して，また男女を問わず，交通事故，拷問，犯罪被害，戦闘などのさまざまなトラウマ体験者に対して，大きな治療効果があることが示されてきた（Cahill, Hembree, & Foa, 2006 を参照）。ここ 20 年間，ペンシルバニア大学の不安治療研究センター（Center for the Treatment and Study of Anxiety：CTSA）において，私たちは厳密なコントロール研究を通じて何百人もの患者に PE を実施し，この治療法を発展させてきた。さらに，さまざまな治療設定や国籍を持つ多くの治療者を訓練し，この治療を習得させた。私たちは長年にわたる臨床経験と研究の成果を踏まえて PE を進化させ，これから詳しく述べるような現在の形を作り上げた。また多くの人々を訓練した経験から，PE を効果的に行う上で治療者が抱きやすい疑問や心配も分かってきたので，それについても述べることにしたい。

　PE の概念は，1980 年に不安障害のひとつとして DSM-Ⅲ で PTSD が紹介された時から始まる。これより前には PTSD の概念が公式には存在しなかったので，この障害をどう治療するのが最もよいかについての実証的な知見がなかった。しかし，1980 年の時点で，エクスポージャー療法が単一恐怖やパニック障害，また強迫性障害などの不安障害の症状の改善に効果的であるという十分な知見はあった。私たちは不安障害のクリニックで，トラウマ的な経験から生じる不安を持つ患者（当時はまだ "PTSD" とは呼ばれていなかったが）を治療するようになっていたが，

エクスポージャー療法はこれらの症状を軽減していた。

　PTSD の特異的な症状に合わせたエクスポージャー療法のプログラムを開発する原動力となったのは，PTSD が不安障害の中に位置づけられたことと，不安障害の中でもその種類によってエクスポージャーのプログラムの効果が異なるという研究成果（たとえば系統的脱感作は広場恐怖よりも単一恐怖に効果的である，など）が報告されたことであった。私たちは 1982 年に慢性 PTSD に苦しむトラウマ体験者に対する PE を発展させるため，またレイプ被害者への PE の効果を研究するために，国立精神保健研究所（National Institute of Mental Health：NIMH）の助成を申請した。最初の研究は 1984 年に始まった。それ以降，国立精神保健研究所からの継続的な助成と，最近では国立アルコール乱用・依存症研究所（National Institute on Alcohol Abuse and Alcoholism：NIAAA）からの助成によって，私たちは，さまざまな患者に対する PE の効果と治療過程の両方を解明するために研究を続けてきた。

　このようにして私たちは過去 20 年間にわたって治療効果研究を継続し，PE の効果や有効性を検証するとともに，PE をそれ以外の認知行動療法と比較してきた。これらの研究のすべてはランダム化比較デザインを用い，心理社会的な治療の効果判定のための最も標準的な研究方法を採用している（Foa & Meadows, 1997）。すなわちマニュアルに基づいた治療，一定の除外・適格基準，治療内容について盲検をかけた（情報を持たない）独立した評価者による効果の評定，標準化された妥当性のある評価尺度による変化の評定，治療遵守度のモニターなどである。

　最初の研究では（Foa, Rothbaum, Riggs, & Murdock, 1991），レイプ被害による 45 名の慢性 PTSD 女性患者が，各 9 セッションの PE，ストレス免疫訓練（stress inoculation training：SIT），もしくは支持的心

理療法（supportive counseling：SC）のいずれかに参加した。治療効果は，後で治療を行うと告げられて待たされていた患者（待機群：wait list control）と比較された。治療セッションは1回90分で，1週間に2回行われた。治療者は修士もしくは博士レベルの心理士である。治療後，PEとSITを受けた患者は治療前に比べて顕著に改善していた。また，支持的心理療法を受けた患者も程度は少ないが改善を示していた。一方で待機群はまったく改善していなかった。1年後の追跡評価では，PEを受けた者はさらに改善を続けていたが，それ以外のグループは治療によってよくなった状態を維持しているにすぎなかった。この研究の対象者は少なく，女性のみであったが，その結果はPEの効果に希望を抱かせるものであった。

2番目の研究では（Foa, Dancu et al., 1999）。レイプや身体的暴力の被害による97名の女性の慢性PTSD患者が各9セッションの（各回90分，週2回）PE単独，SIT単独，もしくはPEとSITの併用，のいずれかの治療に参加した。前回の研究と同じく，治療の待機群との間で効果を比較した。PE単独，SIT単独，PEとSITの併用，のいずれかで治療した患者はPTSDと抑うつ症状がかなり改善したが，待機群では改善が見られなかった。治療の直後にPTSDと診断された者の割合は，治療前に比べると，PE単独群では35％，SIT単独群では42％，PEとSITの併用群では46％に減っていた。研究の前には，PEとSITの併用群で最も治療効果があがるだろうと期待していたが，それに反してPE単独群の方が，SIT単独群や，PEとSITの併用群よりも，さまざまな治療効果の指標において優れた結果を示した。特に治療の効果の程度を示す効果量（effect size）と，すべての主要な評価項目（PTSD，全般性不安および抑うつ症状）が改善した患者の人数は，PE単独群の方がSIT単独群や，PEとSITの併用群よりもかなり大きかった。1年後の追跡評価の時にも同様の結果が得られた。PEとSITの併用よりもPE

単独の方が効果があったという結果は理解に苦しむものであったが，ひとつの説明として，SITにはさまざまな技法が含まれているので，PEと組み合わせると患者の負担が大きくなりすぎることがあるのかもしれない。

　この結果を踏まえて，私たちは3番目の研究を行った（Foa, Hembree et al., 2005）。そこではPE単独群と，認知再構成法（cognitive restructuring：CR）とPEの併用群の2群だけを比較した。ちなみにCRは，PTSD以外のパニック障害のような不安障害に効果があるといわれている。対象者は179名の女性の慢性PTSD患者であり，被害の内容はレイプ，身体的暴力，幼少期の性的虐待のいずれか，またはそれらの合併であった。このうち74名の女性は，カウンセリングまたはソーシャルワークの修士課程を修了した臨床家によって，フィラデルフィアにある，レイプ治療のための地域センターで治療された。このセンターは「レイプに立ち向かう女性たち（Women Organized Against Rape：WOAR）」と呼ばれる。そこの治療者たちはこの研究に参加する以前から性暴力被害者に関わってきたが，認知行動療法の経験はなく，訓練も受けていなかった。その頃のWOARで行われていた標準的な臨床活動は，危機介入か支持的グループカウンセリングであった。WOARで研究の対象者となったのは，市中でのこのセンターの評判を聞いてWOARの性暴力に関するサービスを受けるために来所していた女性たちであった。

　この研究に参加した残りの105名の女性はCTSAの臨床家によって治療された。CTSAとは不安障害の研究と治療を専門とする，ペンシルバニア大学付属の研究診療機関であり，認知行動療法，とりわけPEに習熟している博士レベルの心理士が臨床を行っている。研究に参加したすべての治療者（WOARとCTSA両方の）は，最初にPEおよびトラウマに焦点化したCRについて，それぞれの専門家（PE：Edna B. Foa, Constance V. Dancu, CR：Oxford大学のDavid M. Clark）から集中的

な訓練を受けた。

　PEについては，5日間のワークショップでPEの使用を支持するデータや理論の概略と，その実施方法が説明された。治療の全体的な原理と，想像および現実エクスポージャーの治療原理の説明の仕方や，これらの技法を用いるための訓練に多くの時間が割かれた。CRについては，新たに5日間のワークショップを行って説明をした。CRの実施法に関する訓練は，トラウマ体験者に合わせて改変され，自己や他者，世界に関する思考や信念に対するトラウマの衝撃に焦点をあてることとした。

　被験者となった女性たちには，週1回90分の治療を9〜12回行った。その結果を治療直後と1年後に検証したが，PE単独と，PEとCRの併用群は，待機群に比べて，PTSD，不安および抑うつ症状が著明に減少していた。2つの治療法は同じように効果的であったが，ここでもPE単独の方が，PEにCRを加えるよりも効果量が大きかった。

　他の研究者も，比較研究を行ってPEが効果的であることを示している。たとえば，Resickら（2002）は，レイプによる女性PTSD患者にPEと認知処理療法（cognitive processing therapy：CPT）を実施して，その効果を比較した。CPTとはレイプ被害者を対象とした認知療法であり，トラウマとなった出来事の物語を書いて何度も読み上げるという形でのエクスポージャーの要素が含まれている。待機群と比較したところ，PE，CPTともPTSDと抑うつ症状を著明に改善し，その効果は9カ月後の追跡評価の時も維持されていた。2つの治療法の間で，症状の改善については差が見られなかったが，罪悪感に関する2つの付加的な尺度でCPTはPEよりもわずかに優れていた。

　Rothbaumら（2005）は，性暴力によるPTSDの女性においてPE，眼球運動による脱感作と再処理法（eye movement desensitization and reprocessing：EMDR；Shapiro, 1989, 1995），そして待機群とを比較した。

EMDR はトラウマに関連した問題を取り扱う治療法であり，治療者はトラウマに関するイメージ，思考，感情を患者に生じさせ，その不快な性質を評価し，トラウマや出来事中の行動に関して別の認知的評価ができるようにする。それぞれの段階の間，治療者は患者に急速な眼球運動を行わせる。待機群と比較した結果，2 つの治療法は PTSD，抑うつ，そして不安症状の顕著な改善をもたらしており，治療後の評価でも差は見られなかった。しかし，治療後 6 カ月での追跡評価では，PE 群は包括的な生活機能において，EMDR 群よりも優れていた。

米国の内外で，別の認知行動療法的要素を含むか，もしくは含まない形での，想像・現実エクスポージャーの効果研究が数多く行われてきた。これらを総合的にみると，PE のようにエクスポージャーを用いた治療法は，PTSD，抑うつ，そして不安症状を改善する上できわめて効果的であるが，それ以外の認知行動療法を付加してもその効果は変わらない。その後の Foa らの研究（2005）でも，どのような認知行動療法の技法を加えたとしても PE 単独の治療効果は高まらないことが示されている。そこで私たちは，PE に他の定式的な認知行動療法の技法を取り入れることを断念した。この研究の経緯については Foa, Rothbaum と Furr（2003）の総説を参照されたい。

地域の一般臨床家も PE を効果的に実施できるのだろうか。この重要な問題に対する回答を示すために，上記の Foa ら（2005）の CR の増強効果についての研究では，WOAR の修士レベルのカウンセラーと CTSA の博士レベルの臨床家との間で，治療をした患者の予後を比較した。その結果，この 2 つのグループでは，治療効果に差はなかった。この研究は，PE は適切に地域の臨床活動の中で実施することができ，認知行動療法の専門家ではないカウンセラーによって，WOAR を自分の意思で訪れた患者に対して効果的に実施できることを示した最初の研究

である。私たちは現在も PE の普及方法についての研究を続けており，地域での一般臨床家が，専門家によるスーパービジョンが終わった後でも PE を効果的に実施できるのかを検討するとともに，PE の効果を地域で通常行われている治療（treatment as usual）と比較している。

　WOAR カウンセラーへの PE の普及は，CTSA と WOAR がフィラデルフィアという同じ都市にあったおかげで比較的容易であった。私たちはフィラデルフィア以外にも PE を広めるために，PE の専門家が普及の過程にあまり関わらないような，次の段階の普及モデルを開発した。そのモデルは，コストの制限だけでなく，PE の専門家がいない地域への普及も可能にした。このモデルでは地域の治療者が，自分の地域に帰ってその地域での PE の訓練やスーパービジョンをするために，さまざまな期間私たちのクリニックで訓練を受けた。

　私たちは PE のワークショップを世界各国で行ってきたが，そのうち最も系統的な普及プログラムは，Foa らが PE のワークショップを数多く行ってきたイスラエルで，この 4 年間実施されてきたものである。上記のモデルと同様に，近年のテロ攻撃の被害者や，戦闘による慢性 PTSD の患者のための治療センターで働く治療者が，スーパーバイザーになるために私たちのセンターで 2〜5 週間の訓練を受けた。さまざまな組織（病院，大学，Joint Distribution Committee［訳注：在米ユダヤ人による研究および社会活動の支援団体］など）や政府機関（イスラエル国防省など）が，トラウマに関連した PTSD を中心とする精神疾患の治療者のための 5 日間のワークショップを財政的に支援した。

　PE 普及プログラムの一部は，すでに報告したさまざまな経験の上に作成されている（WOAR の治療者への訓練など）。ワークショップの後，いくつかのスーパービジョングループが作られた。スーパーバイザーは私たちのセンターでこの役割のために訓練された治療者である。スー

パービジョングループは定期的に集まり，テープを見て患者の治療の計画と進展について話し合う。必要に応じてスーパーバイザーへのコンサルテーションが利用できるようにしているが，実際に私たちがスーパーバイザーとして助言を行うことはごくまれである。

スーパービジョングループでの治療成績は大変に優れたものであった。たとえば，テル・ハショマー（Tel Hashomer）病院において最初にPEを受けた患者はすべて男性であり，ほとんどは戦闘による慢性PTSDであり，そのうち何名かは30年間PTSDの症状に悩まされており，何年も精神医学的な治療を受けてきたが，ほとんど改善がみられていなかった。ところがPEのセッションを10～15回行った後で，症状の重症度は平均で58％減少した。これは大変すばらしい結果で，WOARや私たちのクリニックでの性的または身体的暴力の被害女性に対する治療結果に匹敵するものである。この結果は対照群を用いたものではないが，その後で，通常治療とPEとを比較したランダム化比較試験を行った結果も同様であった（Nacasch et al., 2003）。

PEの有効性が大規模研究によって支持されたので，この治療プログラムは2001年に米国保健福祉省薬物濫用・メンタルヘルス部門（Substance Abuse and Mental Health Service Administration：SAMHSA）から，『模範的薬物乱用防止プログラム表彰』を受け，全国普及のモデルプログラムとして認められた。

PTSD治療のためのPEモデル：情動処理理論

上述のように，PEの主要な概念の枠組みは情動処理理論である。情動処理理論は，不安障害の成り立ちと，エクスポージャー療法の基礎を成すメカニズムを理解するための概念枠として，FoaとKozak（1985,

1986）が開発した。情動処理理論の出発点は，恐怖はひとつの認知構造として記憶の中に表現されるのであり，それは危険を回避する＜プログラム＞だということである。恐怖という認知構造の中には，恐怖刺激（たとえば熊），恐怖反応（心拍数の増加），刺激に関連した意味（熊は危険），さらにこれらへの反応（早い心拍数は私が怖がっていることを意味している）が含まれる。こうした恐怖構造が現実の脅威を表現しているのであれば，それは正常な恐怖構造であり，脅威に対して効果的に行動するためのひな形として役に立っている。熊が出現した時に恐怖や怯えを感じて逃げようとすることは適切であり，正常で適応的な恐怖反応である。

　FoaとKozak（1986）によると，恐怖構造が病的と見なされるのは次のような場合である。(1)刺激（要素）との関連づけが実際の世界を正しく表現していない，(2)安全な刺激であるにもかかわらず生理的反応や逃避／回避反応が起きている，(3)容易に誘発される過剰な反応が適応的な行動を阻害している，(4)安全な刺激や反応に危険な意味があると誤って考えている。FoaとKozak（1985）によれば，不安障害は特定の病的な構造を反映しており，恐怖構造の病的な要素を治療によって修正することで不安障害の症状を軽減することができる。この修正こそが情動処理であり，エクスポージャー療法などの有効な治療法の基礎をなすメカニズムなのである。FoaとKozakによると，病的な恐怖構造をうまく修正して不安症状を改善するには2つの条件が必要である。ひとつは，恐怖構造が活性化されることである。活性化されないと恐怖構造を修正することができない。もうひとつは，恐怖構造に組み込まれている誤った情報と矛盾する新しい情報を与え，それを恐怖構造に組み込むことである。そうすれば，今まで不安症状を引き起こしていた情報は，もはや不安を引き起こさなくなる。

　これらの2つの条件を満たすためには，安全で，危害を及ぼすことが

考えられないような，それでいて恐怖を引き起こすような刺激（状況や物など）に対して，患者を慎重かつ系統的に向き合わせていく必要がある。恐怖を引き起こす刺激へのエクスポージャーは，恐怖構造を活性化すると同時に，恐れている結果が起きる可能性が現実にどの程度であるのか，また起こったとして実際に何が困るのかについて，現実に即して考えるための情報を提供する。患者は外的な脅威を恐がっている（再び暴行を受けるのではないか，など）だけでなく，そうした不安そのものについて誤った認知を抱いているが，そうした認知がエクスポージャーを通じて否定される。たとえば，「恐ろしい刺激がある限り自分の不安は終わらないだろう」「不安のせいで自分は＜コントロールを失って＞＜おかしくなってしまう＞だろう」という思い込みが否定される。こうした修正的な新しい情報は，エクスポージャー療法を行っている間に記憶に刻み込まれて恐怖構造を変え，次のセッションまでの間に，同じような刺激に対するエクスポージャーへの馴化をもたらす。このようにしてPTSD症状が軽減するのである。

　Foaらは最初の情動処理理論を入念に改良して精緻なものにした。彼女たちの提案した理論によって，トラウマ的な出来事からの自然な回復や，PTSDの発症，慢性PTSDの治療や予防における認知行動療法の有効性などが包括的に説明される（Foa, Steketee, & Rothbaum, 1989；Foa & Riggs, 1993；Foa & Jaycox, 1999；Foa & Cahill, 2001；Foa, Huppert, & Cahill, 2006）。

　情動処理理論によれば，PTSDの背景にある恐怖構造の特徴は，第一に危険であると誤解されている刺激が非常に多く存在することであり，第二にそうした刺激がPTSD症状に見られるような生理学的な覚醒の亢進と行動的な回避反応と結びついていることである。危険であると感じられている刺激があまりにも多いので，PTSD患者の目から見れ

ば世界はすべて危険なものである。それだけではなく，トラウマとなった被害の最中の自分の行動や，それに続いて現れた症状，そして現在のPTSD症状に対する否定的な解釈などによって，患者は自分が無力であると思い込んでいる。これらの2つの広義の否定的な認知（「世界はすべて危険だ」「それに対処するには私はまったく無力だ」）はさらにPTSD症状を悪化させて，誤った認知をいっそう強化する（詳しくは，Foa & Rothbaum, 1998を参照のこと）。

　トラウマについての患者の説明は断片化しており，解体していることが特徴であるとされてきた（Kilpatrick, Resnick & Freedy, 1992）。FoaとRiggs（1993）は，トラウマ記憶という極度の苦痛のもとで記銘された情報の処理を妨げるメカニズムが作用しているために，記憶の解体が生じるのだと考えた。PTSDがトラウマ記憶の解体と関連しているという仮説を踏まえて，Amir, Stafford, FreshmanとFoa（1998）は，被害直後にトラウマ記憶を明瞭に表現できないことと，12週間後のPTSD症状の重症度との間に関連があることを示した。これを補足する所見として，Foa, MolnarとCashman（1995）は，PEによるPTSDの治療はトラウマについて患者が語った内容の組織化と関連していることを報告した。その報告によれば，記憶の断片化の減少は不安の減少と関連しており，語った内容の組織化は抑うつの軽減と関連していた。

PTSDの自然回復と慢性化

　すでに述べたように，トラウマ体験の直後には，普通，重度のPTSD症状が生じるが，多くの場合は時間の経過とともに自然に回復する。しかし，何年もの間回復することなくPTSD症状に苦しみ続ける人々が，少数ではあるが確かに存在する。FoaとCahill（2001）は，自然回復は日常生活における情動処理の結果であると考えた。この過程は，トラウ

マ記憶が何度も賦活され、トラウマに関連した考えや感情が呼び起こされ、それを他の人間と話し合い、トラウマを思い出させるような状況に向き合うことによって生じる。新しい被害が加わることがなければ、こうした自然なエクスポージャーのもたらす情報によって、トラウマ体験の後に共通して生じる思い込みが否定され、世界は危険であるとか、自分には何の力もないといった考えは修正される。さらに助けになってくれる者を相手にトラウマの出来事について話したり考えたりすることで、事件の記憶の筋道が整理し直される。

ではなぜ、ある被害者ではPTSDが慢性化するのだろうか。情動処理理論の枠組みで考えるならば、PTSDが慢性化するのは、トラウマの想起刺激を極度に回避したためにトラウマ記憶が適切な処理を受けなかったからである。したがって、PTSDの治療では情動処理を促進する必要がある。PTSD治療としてのPEでは、自然回復の場合と同様に恐怖構造が十分に賦活されるのだと考えられている。想像および現実エクスポージャーを通じてそのような賦活が生じることによって、患者はトラウマに関連した思考、イメージ、状況に意図的に向き合い、自分と世界についての知覚が不適切であったことを学ぶのである。

PEはどのようにしてPTSD症状を改善するのだろうか。トラウマ記憶やそれと関連した想起刺激の回避は、負の強化を受けることで、つまり短期的に不安が軽減されることで維持されている。しかし長期的には、回避は情動処理を妨げることによってトラウマに関連した恐怖を維持してしまう。PEはトラウマ記憶や想起刺激への直面化を通じてPTSDを維持している主要な要素を減少させるのである。情動処理のもうひとつのメカニズムは不安への馴化（habituation）である。患者は不安が永遠に続くとか、逃げ出さない限り不安はなくならないと誤って思いこんでいるが、馴化が生じるとそうした思いこみは否定される。多

くの患者は，自分は到底不安に耐えることができないと思いこみ，「自分がおかしくなったり」「コントロールを失う」のではないかと恐れているが，不安への馴化が進めば，自分が不安に耐えることができることや，不安があるからといって「自分がおかしくなったり」はしないことが分かってくる。

　想像および現実エクスポージャーによって，患者はトラウマとなった出来事と，それに似てはいるが危険ではない出来事の区別ができるようになる。その結果，自分のトラウマはある特定の場所と時間に起きた出来事だったのだと思えるようになり，世界がすべて危険であるとか自分には何の力もないといった知覚が否定される。ここでは次のことが重要である。PTSDの患者は，トラウマとなった出来事について考えるだけでも，まるで被害が「まさしく今，ここで」起こっているように感じることが多い。トラウマ記憶への想像エクスポージャーを繰り返すことを通じて，トラウマを思い出すことでどれほど取り乱したとしても，それは再び被害を受けていることとは違うのだということが理解されるようになる。さらにその出来事について考えることは危険ではないことに気づき，過去と現在が区別できるようになる。繰り返しトラウマ記憶の扉を開いて物語ることで，トラウマとなった出来事の記憶の中にはさまざまな別の要素があることに気がつき，必ずしも世界が危険だとか自分は無力であると信じる必要はないことが正確に判断できるようになる。治療の前には，こうしたさまざまな要素は，恐ろしい記憶によって覆い隠されていたのである。たとえば，加害者にもっと抵抗できなかったことで自分を責めている患者は，もし抵抗していたらもっと大きな被害を受けたことに気がつくかもしれない。こうした変化のすべてが，PTSD症状を軽快させると同時に，自分が自分を制御しており，自分には充分な能力があるのだという感覚を取り戻させる。このように想像および現実エクスポージャーを通じて，修正的な情報が患者にもたらされる。

想像エクスポージャーの後で想起された内容について話し合い，それを処理することを通じて，そうした修正的な情報はさらに精緻なものとなる。

この治療プログラムの利益とリスク

利　益

　すでに部分的に紹介したように，私たちはPEについて20年に及ぶ研究を続けており，PTSD治療としてのPEの優れた効果を明確に支持する知見を得てきた。ほとんどすべての研究が，PEはPTSD症状だけでなく他のトラウマに関連した問題，たとえばうつや全般的な不安，怒り，罪悪感なども減少させることを示している。この治療を受けることで，患者は自分本来の生活を取り戻すことができるようになる。

リスク

　PEの主なリスクは，不安を喚起するイメージや記憶，状況に治療の中で向き合った時の不快感と苦痛である。PEの手続きはトラウマ記憶と関連したさまざまな情動（不安，恐怖，悲しみ，怒り，恥，罪責感など）との関わりを促進することであり，それを通じて患者のトラウマ記憶の処理を助けることである。第8章で詳しく述べるように，PEの治療者は，患者にトラウマ記憶の処理を指示している時に単に支持的で共感的であるだけではなく，患者の苦痛に注意を払い，情動的な関わりの程度とそれに伴う苦痛を和らげるために必要に応じて介入をしなくてはならない。トラウマの体験者にPEを勧める時には，治療者は患者にこのように説明する。トラウマに関する情報を明らかにしながらつらい体験について情動処理を進めることは，一時的に苦痛を増加させ，PTSD症状や不安，抑うつなどの精神症状を悪化させることがある，いわば「楽になる前につらくなる」のである，と。しかし暴力によるPTSDを生じ

た75名の女性患者での研究では，たとえ一時的に症状が悪くなったとしても，治療予後が悪化したり治療からの脱落者が増えることはなかった（Foa, Zoellner, Feeny, Hembree, & Alvarez-Conrad, 2002）。確かに治療をしてもよくならない患者は存在するが，治療が終わった後で症状が悪化した症例は数件しか報告されていない。

代替療法

　PTSDの認知行動療法についての研究を包括的に展望することは本書の目的を超えているが，この研究を行ってきたのは決して私たちだけではない。一般論として，過去20年間，多くの研究はエクスポージャー療法がPTSDなどのトラウマ関連の精神症状を軽減させることを見出してきた。そのために，今やこの治療法はPTSDに関して最も実証的に妥当性を証明された心理社会療法（psychosocial therapy）と見なされており，PTSD治療のエキスパートコンセンサスガイドラインでもPTSD治療の第一選択と見なされている（Foa, Davidson, & Frances, 1999）。PEをはじめとするエクスポージャー療法の他に，実証的に検証され，効果が認められている認知行動療法としては，SIT, CPT, 認知療法，EMDRなどがある。より詳しい総説は，Foa & Meadows, 1997；Rothbaum, Meadows, Resick, & Foy, 2000；Harvey, Bryant, & Tarrier, 2003；Cahill & Foa, 2004を参照されたい。

薬物療法

　専門家は選択的セロトニン再取り込み阻害薬（selective serotonergic reuptake inhibitors：SSRIs）がPTSDの薬物療法の第一選択薬であるとしている（Foa, Davidson, et al., 1999；Friedman, Davidson, Mellman, & Southwick, 2000）。ただし，これまで，米国連邦食品医薬品局（U.S.

Food and Drug Administration）から PTSD の治療薬として適応を認められたのは sertralin と paroxetine のみである[訳注1]。SSRIs が偽薬（プラセーボ）よりも優れていることは多くのランダム化比較試験（randomized controlled trials：RCT）で示されており，またほとんどの研究が，SSRIs によってすべての PTSD 症状クラスター（再体験，回避，過覚醒）が顕著に軽快したことを示している。これらの治療薬は，うつ病やパニック障害，強迫性障害などの合併症を改善する効果もあり，また比較的副作用が少ないという利点もある。

　PTSD の薬物療法の知識を広げるためには，さらに多くの研究が必要である。薬物療法，心理療法，またそれらを組み合わせた治療法の比較研究も必要である。多くの PTSD 患者が，薬物と心理療法を組み合わせた治療を受けているが，その効果や，特異的な有効性を示す組み合わせ方についてはほとんど分かっていない。私たちは最近，PE と sertraline の組み合わせが sertraline 単独での治療を継続するよりも効果的かどうかを確かめるための研究を行った。慢性 PTSD の男女の外来患者が，対照群を用いずに 10 週間 sertraline を服薬し，さらに 5 週間 sertraline のみを服薬する群（n=31）と，1 週に 2 回，10 セッションの PE を sertraline に追加する群（n=34）とに無作為に割り付けた。結果は，sertraline は，最初の 10 週間の服用によって PTSD の重症度を有意に軽減させたが，次の 5 週間にはそれ以上症状を軽快させることはなかった。これに対して，PE を受けた参加者では PTSD の重症度がさらに軽減していた。この増強効果は薬物療法への反応が部分的であった参加者のみに見られた。したがって，PTSD 治療のために PE を sertraline に追加することで，薬物療法に完全に反応しなかった者の症状（転帰）が改善されたといえる（Rothbaum et al., 2006）。

［訳注1］　これらの薬剤は日本では PTSD について認可されていない。

私たちが研究および臨床を通じて経験した限りでは，PE を始める患者は普通，すでに PTSD やうつ病に対する SSRIs，その他の適切な薬物療法を受けていた。研究の場合には，治療効果の評価のために，PE 開始前の少なくとも 3 カ月間は投薬量を変えないように主治医に依頼しているが，それ以外に薬物療法についての制約はない。これまでの経験からは，薬物療法が PE 治療の効果を妨害すると考える理由はない。実際，重症のうつ病を合併している PTSD 患者には薬物療法の併用が有効であるし，そのおかげで最後まで PE を続けることが容易になるかもしれない。

治療プログラムの概要

　この治療プログラムは週に 1 ～ 2 回，合計 10 ～ 15 セッションからなり，それぞれのセッションにはおよそ 90 分間をかける。このマニュアルでは，それぞれのセッション毎に，どのようにセッションを行うか，またどのように資料を患者に呈示するのかを解説している。

　それぞれのセッションでは，目標についての概要説明とそれぞれの項目の時間の割り振り，患者に伝えるべき情報，治療者が使う技法とその使い方，宿題の出し方を説明する。患者は，必要な資料と宿題用紙がすべて載っているワークブックを受け取る。すべてのセッションは録音され，患者は毎週，宿題としてその録音を聞いて復習する。さらに，患者が呼吸の技法を家で練習できるように，セッション 1 の呼吸再調整法は別に分けて録音しておく。治療者は数分間の呼吸の練習を録音し，患者に渡して家で練習してもらう。そして，セッション 3 からは，毎回 2 つの録音テープを使い，そのうちの 1 つに想像エクスポージャー（トラウマ記憶に立ち戻って詳しく話す）のみを録音して，1 日 1 回これを宿題として聞いてもらう。もう 1 つのテープ（『セッション・テープ』）には，

想像エクスポージャーが始まる時点までのすべての会話と，想像エクスポージャーが終わった後の話し合いを録音する[訳注2]。

次章で解説するように，PE を行う際には，治療の全期間を通じて患者の進歩を評価することが重要である。そのために，患者には PTSD と抑うつについての自記式尺度を 2 セッションに 1 度ずつ記入してもらう。セッションの最初にこれらを記入してもらい，治療者はその結果を説明する。

治療のためのしっかりした基盤を作っておくことはきわめて重要である。そのためには，治療同盟を強固なものにし，治療原理を患者が納得するように明確に説明しなくてはならない。PE はマニュアル化された治療であるが，同時に共感と支持を示し，治療同盟の状態に絶え間なく注意を払うことは，心理療法であれば当然のことである。しかしこのすべてを行うためには，相当の臨床経験が必要である。マニュアルに従うと治療が「非人間的」になるというのは誤解である。個々の患者に合わせて治療マニュアルの介入を仕立て直し，しかも「治療者であることを踏み外さない」ためには相当の臨床経験と技術がなくてはならない。

セッションの構造

<u>セッション1</u>は，患者に治療プログラムの概要と PE の全般的な治療原理を説明することから始める。その次に，トラウマとなった出来事，それに対する患者の反応，トラウマを体験する前のストレス体験について情報収集する。本書の付録に収載した『トラウマ面接』は，その患者に合った治療プログラムを計画するために役立つ情報を得られるように

[訳注2]　Foa のグループではテープレコーダーを用いているが，録音の方法には特に制約はない。訳者らは IC レコーダーを用いている。

作成されたものである。セッション1の最後では，呼吸再調整法について説明する。治療原理についてのプリントを読み直すことと，呼吸再調整法を毎日練習することが，宿題として出される。呼吸再調整法を間違いなく行わせるためには，ワークブックに載っている説明を読ませるのがよい。

　トラウマや現病歴について落ち着いて質問できるように，治療者はセッション1の前に『トラウマ面接』を読み返しておくことを勧める。すでに現病歴を知っている患者に対してPEを行う場合は，『トラウマ面接』のすべての質問を訊く必要はなく，適当に修正を加えてよい。

　<u>セッション2</u>では，トラウマへの反応と，その反応が患者にもたらした影響について詳しく話し合う。よく見られるトラウマ反応は，患者用のワークブックの中で解説されている。患者に対しては，単に解説するだけではなく，具体的にどのような変化を感じていたのかを確認しながら，対話を通じて理解させるようにする。次に，現実エクスポージャーの治療原理について説明する。最後に，患者が避けている状況や活動，場所についての階層表を，治療者と患者が一緒に作成する。セッション2が終わってから，患者は現実エクスポージャーの宿題として，避けてきた状況への直面化を始める。セッション2の最後に，その週の宿題として，特定の現実エクスポージャーの場面を決める。さらに呼吸法の練習を続け，次回までにセッション全体の録音を1回聞き，そして『よく見られるトラウマ反応』を毎日読むという宿題を出す。

　<u>セッション3</u>は，宿題の振り返りから始める。その次に，想像エクスポージャーの治療原理を説明し，それに続いて最初の想像エクスポージャーを行う。トラウマについて45～60分間詳しく話すように指示し，その後で，トラウマに関連した考えや感情を患者に処理してもらう

ための話し合いを15〜20分間行う。この回の宿題は，想像エクスポージャーの録音を毎日聞くこと，セッション全体の録音を1回聞くこと，現実エクスポージャーを続けることである。

<u>中間のセッション（第4〜9回，さらに増えることもある）</u>では，まず宿題の振り返りをし，その後，最長45分間の想像エクスポージャーを行い，考えや感情の整理のための話し合いを15〜20分間行う。そして，現実エクスポージャーの宿題について15分ほど詳しく話し合う。治療が進むに従って，患者には想像エクスポージャーの中でトラウマをより詳細に話してもらい，次第にトラウマの中でも一番つらい部分，つまり記憶の「ホットスポット」に焦点をあてていく。後半の方のセッションでは，患者が進歩するにつれて，想像エクスポージャーは約30分間程度にまで短くなってくることが多い。

<u>セッション10（すなわち最終セッション）</u>では，まず宿題の振り返りと，次に20〜30分間の想像エクスポージャーを行う。そして，今行った想像エクスポージャーについての話し合いを行い，治療が進むにつれて想像エクスポージャーの体験がどのように変わってきたか，そして治療の中での患者の進歩について詳細に振り返る。最後に，患者が治療の中で学んだことを今後どのように応用し，再発を予防したらよいかを話し合い，治療の締めくくりを行う。

次章では評価について述べるが，同時に，どのような患者にPEが適応となるかのガイドラインを解説する。すでに述べたように，PEはPTSDに対する治療であって，トラウマそのものに対する治療ではない。現在継続中のトラウマがある患者については，PEが適応となるかどうかを綿密に評価する必要がある。

患者用ワークブックは，治療者がこの治療を行う際の手助けとなるものである。ワークブックには，マニュアルに準拠した簡潔な情報や指示，セッション中や家での宿題に使用する用紙類が収載されている。例えば，エクスポージャーの階層表，想像エクスポージャーの記録用紙，想像エクスポージャーと現実エクスポージャーの宿題のための用紙である。患者が治療原理を復習したり，宿題の中で気づいたことを書きとめたり，セッションで学んだことを忘れないようにするためには，このワークブックが役に立つ。患者は，ワークブックからコピーを取ってもよい。なお，PEで使用する用紙類の一部は，本書にも収載されている。

第2章
トラウマ体験者の治療における評価方法と注意

　どのような患者が PE に適しているのだろうか？　本章ではまずこの疑問に答えた後で，PE を行おうとしているトラウマ体験者の評価方法のガイドラインを示す。次に，トラウマ体験者に PE を実施する際のいくつかの重要な注意点を述べる。最後に患者が PE 治療を受け入れる準備ができているかどうかの評価と，受け入れるように患者を支持することについて説明する。

　多くの場合に PE は患者の生活に著しい改善をもたらすが，そのためには多くの時間や勇気，学ぶ意欲が必要である。患者によっては，トラウマに関する困難から回復したいと考える理由について数セッションかけて話し合うことで，治療の効果を高め，中断の危険を下げることも必要である。満足できる生活を取り戻すためには苦痛や不安に耐える能力が重要であり，治療者は患者が苦痛に耐えられるように励ましながら支えていく必要がある。

どのような患者が PE に適しているか？

　トラウマを受けたすべての人が，PE のようにトラウマに焦点をあて

た治療を必要とするわけではない。多くの研究が，トラウマを受けた人の大半が良好な自然回復をすることを示している（Riggs, Rothbaum, & Foa, 1995; Rothbaum et al., 1992; Kessler et al., 1995）。トラウマの直後にはPTSD症状やその他のトラウマへの反応が生じることが多いが，その事件から時間が経過していくにつれて収まっていくのが普通であり，特に事件後3カ月間は自然回復の傾向が強い。実際，私たちのPTSD治療研究では，少なくともトラウマとなった出来事から3カ月間は症状の正常な自然回復を待つことにしており，その間は被害者の評価をしない。

PEの実施を考えてよいのは，少なくともトラウマとなった出来事から1カ月が経過し，それでもなお強いPTSD症状が持続している患者である。数百名の被害者の治療研究を行ってきた経験からすると，PEを実施してよいと私たちが考える患者は次のような人々である。

■どのようなタイプのトラウマでもよいが，その経験の後でPTSDや併存疾患（たとえば，抑うつ，慢性的な不安，強い怒りと恥の感情，第Ⅱ軸障害）を発症した者。完全にPTSDの診断基準を満たしていなくても，明らかなPTSD症状が存在しており，苦痛や生活への障害が生じていれば適応となる。
■トラウマ体験を十分に記憶しており，語ることができる者。トラウマ記憶について話したり書いたりでき，その物語の始まり，中間，終わりが明確であること。

これまでの20年以上の間，PEの効果評価研究の中で，私たちは除外基準を徐々に減らしてきた。大うつ病やその他の気分障害，不安障害，第Ⅱ軸障害，アルコール・薬物乱用のような，いくつもの重大な併存疾患を持っているPTSD患者に対しても，PEは非常に効果的であること

が明らかになった。このように私たちはPE治療プログラムの門戸を広げてきたが，それでもなお，いくつかの重要な，ごく常識的な除外基準を保持している。次に挙げるような問題が存在している場合には，それに対する臨床的介入を優先させるべきであり，その介入によって状態が安定するまではPEを実施すべきではない。

■切迫した自傷他害行為の恐れ。私たちが治療をしたPTSDの患者には，現在の自殺念慮や過去の自殺企図もしくは未遂歴があることが珍しくなかった。現在でもなお，こうした衝動的行為をする危険性が高い場合には，トラウマに焦点化した治療よりも先に，自傷他害行為の臨床対応をすべきである。

■重度の自傷行為。PTSDの患者が，自分の身体を傷つけたり火傷をさせたりといった故意の自傷行為の既往を持っていることは珍しくない。そのような自傷行為が現在も続いている場合は，患者が衝動を行動に移さずに我慢するスキルや方法を身に付けるまでは，PEの実施を延期すべきである。私たちの研究によれば，自傷行為がなくなり，自傷をしたくなる衝動が起きてもそれを抑えるための方法が使えるようになるまでに，少なくとも3カ月はかかるのが普通である。私たちは治療の中で，次のように患者に伝えている：「あなたは自傷をしたくなるかもしれないが，PEの治療中にはその気持ちに負けないようにしてください。その理由は，あなたは否定的な感情に耐えられるようになる必要があるし，逃げたり，避けたり，気をそらしたりしなくても，そのような感情が収まってくることを学ぶ必要があるからです」

■現在，精神病症状がある場合。私たちは長い間，精神病性障害の診断がある者にはPEを実施するのを避けてきたが，適切な薬物療法によって状態が安定し，現在は精神病症状が出ていない場合に限り，そのような患者にも治療を行うようになった。このような人たちに対しても治療はうまくいっているが，まだこの母集団に対してはPEは体

系的に研究されていない。
- ■現在もまだ被害に遭うリスクが高い場合（たとえば DV 被害が継続している場合）。私たちの患者の中には，現在でも被害に遭うリスクが高い危険な環境に住んでいる人も多いが，その人たちに対しても PE は有効であった。しかし今もなお現実に殴られたり，性的虐待を受けたり，ひどく傷つけられたりするような状況の中で生活している場合には，安全を確保し，危険な状況から引き離すことを介入の中心にすべきである。安全はすべてに優先する。患者が現在も続く暴力から逃れて症状が安定するまで，十分に時間をとってから PE を実施すべきである。
- ■トラウマの明確な記憶がない，もしくは記憶が不十分である場合。患者にトラウマを思い出させたり，記憶を取り戻させたりするための手段として PE を用いてはならない。確かに PE を行うことで患者がトラウマを詳しく思い出すことはある。しかしトラウマを思い出すことができず，被害を受けたという漠然とした「感じ」しか持っていない患者に対しては，決して PE を行ってはならない。

このような除外基準以外にも，トラウマ被害者に対して PE を実施するかどうかの決定の際にしばしば考慮すべき問題がある。

薬物・アルコールの乱用や依存

私たちの初期の研究では，乱用や依存の基準を満たす患者は必ず除外し，まず薬物やアルコールの問題について治療を受けてから，トラウマに焦点をあてた治療に戻ってくるように推奨していた。最近になって私たちはこのやり方を変更し，現在の薬物・アルコール乱用がある PTSD 患者に対しても PE を実施するようになった。しかし PE を行う場合でも，私たちは物質乱用を回避行動の一種と捉え，アルコホーリクス・アノニマス（Alcoholics Anonymous），ナルコティクス・アノニマ

ス（Narcotics Anonymous）やその他の可能な援助方法を利用して，改善に取り組むように患者に強く勧めている。私たちは治療中，絶えず物質乱用には注意を払い，不安や苦痛を減らしたり回避するために物質乱用を行わないように特に警戒している。

　アルコールや薬物の使用が依存の基準を満たしている患者に対して，私たちが PE を行った研究はひとつしかない。この研究は PTSD とアルコール依存を併発した患者を対象とし，現在も進行中である。その中間結果によれば，断酒する意欲があった患者に限っては，アルコール依存の治療と並行して PE を行うことは有効であった。この結果によれば，PTSD とアルコール依存を併発している患者であっても，その治療を受けている場合には PE は有効であると思われる。もし患者がアルコールや薬物の使用を止める意欲があり，アルコール・薬物乱用に対する治療を同時に受けることに同意するならば，PE は適切な介入になり得る。

危険な住環境・労働環境
　物騒な地域に住んでいたり，危険な仕事に就いているなど，実際に危ない目に遭う可能性が高い人々に対しても PE は有効なのだろうか。この疑問はもっともであり，残念ながらこのような例は多い。イスラエルなどの紛争地域でテロ攻撃への脅威と隣り合わせで生活している人，隣の部屋で麻薬を密売しているような貧しくて暴力的な地域に住んでいる女性，海外の危険な地域にこれから派兵されようとしている現役の海兵隊員などがそうである。将来，あるいは治療中にさえ，再びトラウマを体験しかねないような生活環境にいる人々にとって PE は役に立つのだろうか？

　米国内および海外での私たちの経験からいうと，答えはイエスである。患者が PTSD の診断基準に合致しているのであれば，体験している恐

怖や回避の大部分は過去のトラウマが原因である。この恐怖は現在の日常的な危険によって増幅されているかもしれないが，普通はその逆も真である。つまり PTSD が存在していることの結果として，現在の生活に対しても大きな恐怖と危険を感じているのかもしれない。このような状況にある人々には，私たちはこう言うことにしている：「あなたが危険な仕事をして（または危険な地域に住んで）いて，また被害に遭うリスクがあることは分かります。でも，あなたは過去に起きたことによって PTSD になっていますし，PTSD になった人は，現在の生活の中での危険を実際より大きく感じてしまいます。まず，過去のトラウマについての強い感情を一緒に整理してみませんか。そして PTSD 症状が治った後で，まだどのような問題が残っているのかを考えてみてはどうでしょう。現実エクスポージャーの計画については，あなたの回復に役立つと同時に，実際に被害や危険が生じないように，十分に気をつけます。過去のトラウマから来る PTSD 症状が良くなれば，たとえ日常生活にストレスや危険があったとしても，落ち着いた生活を送ることができるようになりますし，その方法を一緒に考えることができるようになると思います」。多くの PTSD 患者は，危険な状況についてのこうした考え方に納得して，それを受け入れてきた。

重度の解離症状

　重度の解離症状もしくは解離性障害がある患者に PE を実施すると，解離症状が悪化するのではないかと心配する臨床家がいる。しかし私たちは，解離症状を持っているからといって直ちに患者を研究から除外してはいないし，他の大規模な臨床試験をしている研究者たちも同様である。このような患者に PE を行うかどうかを考える際には，解離症状が PTSD 症状に対して相対的にどれほど重症であるのかを考慮するとよい。もし解離症状の方が PTSD 症状よりも重症で，生活への支障も大きいのならば，おそらく PE を効果的に実施することはできないし，治

療によって患者が良くなることもない。解離症状の場合だけではなく，PTSD以外の疾患（たとえば，自殺のリスクがある重度のうつ病，重度の薬物依存など）が臨床的に重要だと思われる時には，常に重症で患者の生活を脅かす疾患の方を先に治療すべきである。

第Ⅱ軸障害の存在

　何らかのパーソナリティ障害（第Ⅱ軸障害）の診断基準を満たす患者も，私たちはPEから除外していない。実際に慢性PTSDの患者の多くが第Ⅱ軸障害を併存させていることは定説であるし，私たちが治療をしてきた患者たちもその通りであった。パーソナリティ障害の有無による治療効果の比較研究が，暴力被害による慢性PTSDの患者を対象として2件行われているが，いずれの研究においてもPTSDの改善には2群間で有意な差が見られなかった（Feeny, Zoellner, & Foa, 2002; Hembree, Cahill, & Foa, 2004）。しかし安全上の理由によって，重症のパーソナリティ障害の患者を治療から除外することはある（たとえば，深刻な自傷行為や破壊行為が今も続いている境界性パーソナリティ障害の患者）。

罪悪感や恥辱感が顕著なPTSDの場合

　PTSDの患者が強い罪悪感や恥辱感を抱くことがある。レイプの被害者が被害は防げたはずだと考え，その場所に行ったことや，激しく抵抗しなかったことについて自分を責めることがある。軍務の最中に人を殺した兵士もそうである。偶然に他人を傷つけてしまった患者や，極度のストレス状況や怒りの中で暴力的な行動を取ってしまった患者も，強い罪悪感や恥辱感を抱く。PEはこのような人々にも有効であることが多い。たとえば，「バーチャルなベトナム（Virtual Vietnam）」というバーチャル・リアリティの技術を使ったPEは，主に罪悪感を持っている患者に対して有効であった（Rothbaum, Ruef, Litz, Han, & Hodges,

2003)。暴力の加害者に PE を行って成功したというケースレポートもいくつかある（Rogers, Gray, Williams, & Kitchiner, 2000)。主要な情動が罪悪感である PTSD の場合には，長い時間をかけてそれについて話し合うことを勧めたい。トラウマ記憶の想像エクスポージャーは，その体験を前後の文脈の中で見ることを助け，患者はその後の治療者との話し合いや整理を通じて，出来事を現実的な視点から考え直せるようになる。

まとめ

　要約すると，PE はあらゆるタイプのトラウマ的出来事によって生じた PTSD（または臨床的に重大な症状）に対して，トラウマ体験の記憶が明瞭であれば適応となる。第Ⅰ軸，第Ⅱ軸障害の併存，多数の生活上の困難（失業，経済的困難，慢性的な健康問題，対人関係や家族のトラブル，社会的孤立など）は，慢性 PTSD の患者ではごく普通のことであり，このような問題があっても PE は効果的であった。一般論として，生命を脅かすような障害や，臨床的に明らかに優先される別の障害がある場合には，PE を始める前にその障害を治療すべきである。

　PE は複雑に重なったトラウマ体験を受けて，混み入った臨床像を呈している患者に対しても有効である。その根拠は，この治療法が PTSD だけではなく，抑うつや不安，怒りも改善するからである。生活上の困難や治療を妨げる要因がある場合に，トラウマ体験の情動処理に焦点をあてた治療を維持する工夫については，第8章で取り上げる。

評価方法

　あなたが受け持ったトラウマに苦しむ患者が PE の対象になるかどう

かを判断するためには,初期の評価を徹底的に行うべきである。私たちのクリニックでは,次のような評価を行う。

■詳細なトラウマの病歴を取り,指標となるトラウマ（index trauma：そのために症状を引き起こしていると考えられ,治療上で第一に扱う必要のあるトラウマ）を決める。
■PTSDの診断（または重要な症状の存在）を確認し,その重症度を評価する。
■併存疾患の有無を評価する。
■PTSD以外のすべての現在疾患の重症度を確認し,直ちに介入が必要かどうかを決定する。

このための初期評価には,面接式評価と自記式評価を組み合わせる。最初にA基準であるトラウマ体験の履歴について情報を集め,どの出来事が現在最もつらく,最も再体験されているかを確認する。PTSDを診断し,重症度を評価するために,私たちは外傷後症状尺度面接（Posttraumatic Symptom Scale – Interview：PSS-I; Foa et al., 1993）を使っている。第Ⅰ軸障害の存在を評価するためには,DSM-IV Ⅰ軸障害のための構造化面接（The Structured Clinical Interview for DSM-IV Axis Ⅰ Disorders：SCID Ⅰ; First, Spitzer, Gibbon, & Williams, 1995）や他の臨床面接方法を使用する。自記式の症状評価尺度には,PTSD症状についての外傷後ストレス診断尺度（Posttraumatic Stress Diagnostic Scale：PDS®; Foa, Cashman, Jaycox, & Perry, 1997）や,抑うつ症状についてのベック抑うつ尺度（Beck Depression Inventory：BDI; Beck, Ward, Mendelson, Mock, & Erbaugh, 1961）がある。

私たちはいつも2通りのやり方で患者の症状を評価しているので,本書の読者にも同じやり方を勧めたい。1つ目は,目的とする症状の全体

的な変化を評価するために，治療前後（そして追跡評価）の時点で，面接式と自記式の症状評価尺度を用いることである。2つ目は，治療の進行中にPTSDと抑うつについての自記式の症状評価尺度[訳注3]を，定期的に実施することである。多くの場合は2セッションに1度，そのセッションの開始時に用いることによって，治療中の変化の評価ができる。こうした方法は，治療による改善をモニターして患者にフィードバックをする上で非常に有用である。

対人暴力の被害者を治療する際の留意点

　レイプ，悪質な暴行，小児の性的虐待の被害者を治療する時には，被害者が故意による他人からの重大なトラウマを体験したことを忘れてはならない。患者は極度の恐怖を体験し，誰も信用できないという悲観的な世界観を持っているはずである。患者から信頼されて，こうした被害体験の情動処理を助けていくためには，強力な治療同盟を結ぶことが不可欠である。それに加えて，トラウマとなった出来事が最近のことである場合には，患者は加害者を告発したり，接触禁止命令を出すための手続きに巻き込まれていたり，そのための警察とのやり取りに追われているかもしれない。患者は現実の対人関係の問題に直面しているかもしれないし，自分のことさえ満足にできないのに家族などの他人の面倒を見ているのかもしれない。それなのにほとんどの家族や友人たちは，トラウマへの反応がどれほど人を弱らせてしまうのかが分かっていない。このようなさまざまな不安定要因が存在するので，PEを始めるためには治療の基盤をしっかりと安定させておく必要がある。

[訳注3]　原書ではPDS®とBDIが記されているが，出来事インパクト尺度（Impact of Event Scale-Revised; IES-R）などを使ってもよい。

治療の基礎を築く

　PTSD 患者にとって，恐怖を引き起こす状況に向き合うことは非常に難しい。一般に PTSD 患者は，専門的な援助を求める前に自分の力で恐怖に向き合おうとして失敗したり，大変な思いでつらさに耐えたのに，ほんの一部しかできなかったという体験をしている。PE によって恐怖を上手に克服するためには，次の点に留意して治療の土台を築き，患者を助けることが必要である。すなわち，PE の基礎となっている概念モデルに強固に根ざした治療であること，強固な治療同盟によって治療への協力が得られていること，治療原理が明確に説得力をもって提示されていること，エクスポージャーの技法が適切に実施されていることである。これらは本書の全体を通じて解説されていることである。

概念モデル

　PE の基礎概念である情動処理理論については第 1 章で説明したが，治療者がこのモデルを明確に理解していることは，治療の実施の上できわめて重要である。この理論を理解することで，治療の経過や進展の予測が助けられ，治療の節目や新しい変わった問題が生じた時の決断の指針を得ることができる。また患者の進歩を確認したり，治療の終結を決定することができる。

治療同盟

　どのような治療であっても，強固な治療同盟が不可欠である。PE の場合，治療同盟の形成を促進するためには，いくつかのやり方がある。第一には，強い恐怖に向き合って克服するという治療に参加した患者の勇気を認めることである。患者の取り組みを支えるために，治療者が患者と二人三脚で取り組んでいくことをはっきりと示す。第二には，患者

がトラウマ体験を話す時には，その体験について価値判断をせずに，温かく受け止めることである。何人もの患者が，トラウマの話をした時に治療者が落ち着いて受け止め，支持してくれたことで安心できたと述べている。第三には，患者の話をよく聞き，序盤のセッションで心理教育や治療原理の説明を行う時には患者自身の恐怖や症状に即した例を使うことである。これによって，患者は自分が理解されていることが分かり，治療者が自分に合わせた治療をしてくれていると思うことができる。第四には，PTSDやその治療についての知識や専門性を示すことである。治療者がPEの効果を確信しており，PEを適切に施行する自信を持っていることを示す。患者がセッションに通い，新たなスキルを学び，そして宿題の練習をするように積極的に促し，きっとうまくいくと励ます。第五には，文字通り協力して治療を進めることである。現実エクスポージャーの階層表を作る時や，想像エクスポージャーのためにトラウマ記憶を選択する時，あるいは治療の焦点や進み方の速度を決める時に，治療者は患者を導いたり助言を与えるが，それと同時に必ず患者の判断や目標を取り入れるようにする。最後に，治療の最初から最後まで絶えず患者を支え，励まし，また治療についての肯定的なフィードバックを豊富に与えることである。良いPE治療者は患者の応援団であり，患者が自分の努力で治療に取り組んでいることや，治療で成し遂げたことを誇りに思えるようにしなくてはならない。

治療原理

　PEを受けている患者のエクスポージャーの大部分は，診察室の外で，つまり治療者の見ていない場所で行われる。したがって患者が治療原理をしっかりと理解していることがPEの成功の決め手となる。不安を減らすための回避という手段を止めるのは非常に難しいので，セッション中，あるいはセッションとセッションの間に，治療計画通りの作業を進めるためには，なぜ回避を止める必要があるのかを患者が十分に理解し

ていなくてはならない。説得力をもって治療原理を呈示するためには，治療者がPEの基礎となっている概念モデルを十分に身につけていることが役に立つ。PTSD症状の一部である強い恐怖をPEが大きく改善するという研究成果や，治療者がこの治療について十分な知識を持っていることを伝えるのもよい。私たちは患者に対して，回避を止めることで不快な思いをするかもしれないが，あなたを危険に追いやるわけではないと伝えるようにしている。

トラウマ体験者の治療の難しさ

　本書で述べられている治療プログラムは，限られた一定の時間の中でのトラウマ記憶の情動処理に焦点をあてたものである。PEの目標は情動処理を通じてトラウマに関連したPTSDなどの症状を軽減することであり，そのことを常に忘れないようにする。しかし慢性PTSD患者の生活はさまざまに入り組んだ問題との格闘の繰り返しである。第8章ではこうした問題を取り上げ，患者の日常生活の中に現在進行中の危険や問題がある時に，どのようにPEを続けたらよいのかを考察する。患者によっては，PEが終わった後で，必要に応じて別の援助手段を紹介することも重要である。私たちは患者に対して，PEはあなたの人生全体の問題の一部分を扱っているに過ぎない，と念を押すようにしている。

治療への動機づけ

　すでに述べたように，それまで恐怖のために避けてきた記憶やその想起刺激に向き合うことは大変難しい。PEからの脱落率は，PTSDに対する他の積極的なCBT治療と変わらないが（Hembree, Foa, Dorfan, Street, Kowalski, & Tu, 2003），それでも20〜30％の患者が途中で脱落する。回避はPTSDの症状の一部なので，治療そのものを回避した

いという気持ちも生じるのである。

　治療を開始した直後に、この点を患者と話し合っておくことは有益である。それ以降も、治療を回避をしたいという葛藤が順調な回復の妨げになっていると思われた時には、常にこの点を振り返る。治療に取り組むことについて患者が疑いを抱き、気持ちが揺れているのであれば、PEを始める前に1～2セッションの時間を取り、良くなりたいという希望について十分に話し合うようにする。

　そうした話し合いの目的は、一般に次のようなことである。
(1) トラウマのために生活のどのような場面が破綻したり、満足できない状態になっているのかを明らかにする。
(2) 治療によってPTSD症状や関連する問題が改善すれば、どのような利益や良い変化が起きると思われるかを考える。
(3) 治療の成功を妨げる具体的な障害を特定して解決する（たとえば、治療セッションに通うこと、宿題をする時間を取ること、録音テープを聞く機器を入手すること、邪魔されずに録音を聞く環境を見つけることなど）。
(4) 必要な時には治療への動機を高める。

　トラウマとなった出来事が最近のことで患者が被害の前後の生活を覚えているのであれば、被害による生活の変化を評価することは非常に有益である。「あなたの生活はPTSDにどのように影響されていますか？　以前は楽しんでいたのに今はできなくなったり、ひどく不安を感じるようになったことは何かありますか？」などと質問するとよい。このような質問をすることで、患者がPEによってどのように変わりたいのか、どのような生活を取り戻したいのかが具体的に明らかになる。

　その他に、次のようなことも聞いておくとよい。

- 「友人や他の人ができていることで，今のあなたにはできなくなっていることがありますか？」
- 「今の生活のどこを変えたいですか。この治療が終わった時や半年後に，何ができるようになっていたいですか？」
- 「この被害のことで今までに援助を受けようとしたことがありますか？　それはどのようなものでしたか？　役に立ちましたか？　役に立たなかったとしたら，なぜでしょう。何が難しかったのでしょうか。もし治療を受けて途中で止めてしまったのなら，どうして止めようと思ったのでしょう」
- 「PE を受けた人の中には，具合が良くなる前に1度悪くなる人がいます。PTSD の症状も，良くなる前に1度悪くなることがあります。これまでのご自分のことを振り返ってみて，もし一時的に具合が悪くなったとしたら，どう感じるでしょうか？　一時的な悪化を乗り越えていくために，私はどのようにしてあなたの力になればよいでしょうか」
- 「お話ししたように，PE には時間と努力が必要です。宿題は治療の一部ですから重要なことです。何か宿題ができそうにない事情がありますか？」
- 「トラウマとなった被害の後で生活の一部が良い方向に変わるということも，時にはあります。あなたの場合はどうでしたか？　もし当てはまるのなら，トラウマ体験から何を得たと思われますか？」
- 「PE は以前の生活を取り戻す上で，本当に有効なことが多いのですが，それと同時に，治療の最中にはストレスになることもあります。時間をとられますし，多くの課題を要求されます。それだけの努力をして治療を受けることが実際にあなたに役立つかどうか，一緒に考えてみましょう。トラウマの問題に取り組まなかったとしたら，これからの生活はどうなっていくと思いますか？」

治療者への助言：どうやって自分自身を
　　　　　　　ケアするか？

　何度となく訓練や指導を行ってきた経験からいうと，たとえ熟練した治療者であっても，非常に苦しんでいる PTSD の患者に対して，果たして PE を行ってよいのか不安に思うことがある。患者のつらく恐ろしい体験を聞いた治療者なら誰でも分かるように，患者にトラウマ体験の情動処理を行わせることは非常に難しく，治療者の情動的な負担も大きい。時には，PE を実施するにあたって，まず治療者自身が患者の苦しみへの耐性を高めることが必要となる。PE の目的は強い情動的な反応を引き起こすことにあるが，患者にそのような反応が起こった時，治療者はどのように対応すればよいのだろう。痛ましい体験をありありと聞くことで治療者自身にも反応が起こるかもしれない。それをどのようにして乗り越えたらよいのだろうか。

　まずは PE の概念モデルに従うことである。トラウマに情動的に関わって強い不安を感じたとしても，以前のトラウマ体験のように傷つくわけではないし，その不安が永遠に続くわけでもない。そのことを患者に理解させるだけでなく，治療者自身もその事実を信じる必要がある。苦痛に対する患者の耐性を高めるためには，治療者自身が治療原理を受け入れ，とりわけ記憶は患者を傷つけないと考える必要がある。治療が進むにつれて，患者と治療者が一緒にトラウマ記憶に馴化していくことは，ごく普通のことである。

　それでもやはり，PE は治療者に対しても大きな情動的な負担をもたらし，多くの難しい判断を迫る治療である。治療者の内心は疑問の声で埋め尽くされるだろう。

「患者がこんなに動揺しているのだから，ここで想像エクスポージャーを止めるべきだろうか？　この治療で患者がもっと落ち込んでしまったらどうしよう？　患者の動揺が，治療から帰った後も止まらなかったらどうしよう？　患者が避けているのは，本当に危険な状況なのではないか？」

このような疑問には，PE の概念モデルを参考にして答えるべきである。そうすれば，これまでの研究成果の上にしっかりと根ざした判断を下すことができる。情動処理は苦痛な治療であるが，ほとんどの患者にとって非常に有益であることを忘れてはならない。このことを患者に伝えるのはもちろんのこと，治療者自身も何度も思い出すべきである。

治療上の判断を行う時には，それが患者の自己コントロール感を増やすことになるのかどうかを考える必要がある。私たちの仕事は助言を与えることであり，気の進まない患者を強制したり圧力をかけてエクスポージャーを行わせることでは決してない。トラウマに関連した恐怖や回避に向き合う準備ができていない場合には，PE を続けるように励ますべきか，それとも終結するように助言すべきか，難しい決断を迫られることがある。もし患者がトラウマに焦点をあてた治療を受ける準備ができていないのなら，治療を止めさせる方がよい。さもなければ患者は改善しないまま治療から脱落し，PE は症状を良くしなかったし，良くすることはできないのだ，あるいは，患者自身が治療に失敗したのだ，と思いこむかもしれない。私たちはそのような患者に対して，PE はほとんどの人に有効であるけれどもあなたの場合はここで止めた方がよい，PE のために何が必要かは分かったと思うので，その準備ができた時にもう一度来るように，と告げることにしている。

熟練した治療者によるスーパービジョンや同僚へのコンサルテーションは有益であり，それを通じて，技術的な助言や情動的な支持を得るこ

とができる。治療やスーパーバイズのチームを作り，トラウマ治療の症例について定期的にミーティングを持って話し合うのが理想である。定期的なコンサルテーションは，複雑で骨の折れる症例を治療する上での難しい意思決定について，同僚からの意見を聞く良い機会である。

第3章
セッション1

準備するもの

・トラウマ面接
・セッション1の宿題指示書
・治療ハンドアウトの治療原理
・呼吸再調整法のハンドアウト
・セッション記録用と，呼吸再調整法練習用の2本のテープ

セッションの概要

・治療プログラムの概略の説明（25～30分）
・このプログラムで用いる方法の説明
・このプログラムの焦点がPTSDの症状であることの説明
・トラウマ面接を利用した，トラウマに関する重要な情報の収集
・呼吸再調整法の紹介（10～15分）
・宿題の割り付け（5分）

このプログラムの全体像および
使用する治療法の説明（25〜30分）

　最初のセッションの冒頭では，治療原理の全体を患者に紹介し，PEで主に使用する治療手法，つまり，想像エクスポージャーと現実エクスポージャーについて説明する。理論的な説明はともすれば一方的に教えることになりやすいが，患者に質問をしたり，患者の経験や考えを聞いたりしながら，双方向的な対話になるように努める。患者にはできるだけ質問をしてもらい，PEの治療原理を確実に理解してもらう。

　すでに恐怖と向き合ってみたが，どうしても不安が治まらず，うまくいかなかったという患者もいるかもしれない。回避を止めることなど思いもよらないという患者もいれば，トラウマ体験を視覚化して話すほど自分は強くないという患者もいる。治療の効果を疑っていたり，自分にはこの治療は無理かもしれないと思っている患者に対しては，この治療は少なくとも理論にかなっており，今まで彼らが自分で試した方法とは違うのだということを説明する。

　たとえば次のような対話をしながら治療プログラムを紹介するとよい：

　今日は初めてのセッションですね。今日は主に，あなたがどういう体験をされてきたのか，そのことでどう感じているのかをおたずねしたいと思います。でもその前に，この治療の目的をご説明して，これから一緒に学んでいただく治療の方法についてお話しします。

　この治療プログラムでは，通常1回90分のセッションを10〜12回，時には15回行うことを説明する。

以下の要領で説明を続ける：
週に1回か2回，お会いすることになりますので，治療は2～3カ月で終了すると思います。この治療では，2つのことを主に取り上げていきます。ひとつは，あなたが今，感じている恐怖です。もうひとつは，その恐怖に対してうまく対応することができていないことです。両方ともあなたのトラウマの体験に直接関係しているものですね。トラウマへの反応は，時間が経つにつれて消えていくことが多いのですが，あなたと同じように，症状がなかなか取れずに，そのことで苦しんでいる人もたくさんいます。トラウマの後に起きてきた困った症状が，どうしてここまで尾を引いているのかを理解することは，治療にとても役に立ちます。

PTSDが長引いてしまう大きな原因のひとつは「**回避**」です。「回避」というのは，トラウマを思い出させるようなものを避けるということですが，それには2つの方法があります。ひとつは，トラウマに関係のある記憶，考え，感情のすべてを，（頭から）追い払うことです。もうひとつは，トラウマと似ていたり，トラウマを思い出すきっかけになるようなもの，たとえば苦痛や恐怖を呼び起こすような状況や場所や人や物から逃げたり，それに近づかないようにすることです。でも，トラウマのことを考えないようにしたり，トラウマを思い出させる状況を避けて通るというやり方は，短期的にはうまくいくように見えるのですが，実はそのために症状が長引いてしまい，トラウマによる問題が乗り越えられなくなっているのです。あなたはトラウマの被害を受けてから，何か避けてきたことはありますか？

トラウマについて考えることや，トラウマを思い出させる状況を避けることが，PTSDを長引かせているのですから，これから始める治療では，避けないできちんと向き合っていけるようにすることが目標に

なります。向き合うことをエクスポージャーと呼んでいますが、それには2つのやり方があります。まず1つは、**想像エクスポージャー**といって、頭の中でトラウマの体験に戻っていただき、経験したことを声に出して、話してもらいます。それによってトラウマの記憶を整理して考え直す力がついてきます。繰り返し、長時間（45分以内）かけて、トラウマ体験に向き合うことが治療にとても有効であることが、これまでに分かっています。想像エクスポージャーはトラウマと関係した症状を軽くしますし、トラウマとなった出来事の前、その最中、その後に、実際に何が起こっていたのかについて、起きたことの意味を新しい視点からとらえ直すのに役立ちます。

2つ目は**現実エクスポージャー**といいますが、それはあなたが避けている状況に対して「現実の生活の中で」向き合っていただくことです。あなたが避けてきた状況に1歩ずつ近づいてもらいます（たとえば、車の運転とか、危なくない道を1人で歩くとか、またはストーブをつけるとか）。直接または間接的にトラウマを思い出してしまうために、避けてしまっていることに近づくわけです。現実エクスポージャーはトラウマ体験の後で生じた強い恐怖や回避行動を改善するのに大変有効であることが分かっています。たとえば客観的には安全な状況なのに、トラウマに関係しているからといって避けていると、その状況への恐怖心を克服するチャンスはいつまでたってもやってきません。その状況から目を背けている限りは、こういう状況での不安感は永久に消えないのだと一生思いこんだままです。その場所はとても危ないとか、自分にはとても対処できないなどと思い込み続けることになります。でもこういった状況に少しずつ手順を踏んで向き合っていけば、実は怖いことはない、自分はうまくやっていける、徐々に向き合っていけば不安は軽くなるということが分かってきます。エクスポージャーという言葉の意味は、このようにして向き合うということ

なのです。ここまでの説明はお分かりになりましたか？

PTSDの反応を引きずっているもう1つの原因は，**あなたを悩ますだけで，助けになってくれない考えや思いこみ**です。この思い込みというのは世の中一般に対する思い込みでもあり，また，他人，自分，トラウマに対する自分の反応の仕方などに関する思いこみでもあります。トラウマを体験した結果，たくさんの人が，この世の中は非常に危険なものだと思いこんでしまいます。そのために，客観的には安全である状況でも，危ないと思ってしまうのです。またトラウマの直後には，日常的な些細なストレスを受けただけでも，自分は無力で，とても対処できないと考えてしまいがちです。トラウマの被害者は，トラウマとなった出来事に遭ったのは自分のせいだと思って自分を責めることがあります。トラウマ体験の後で，物事にうまく対処することができなくなったので，自分をダメな人間だと思うこともあります。再び元の生活に戻り，トラウマの記憶から逃げるのを止めることができれば，この世の中のほとんどは安全で，自分でもたいていのことには対処できるということが分かってくるのです。けれども，トラウマ体験を想起させるものを避けてPTSDが進行してしまうと，この世はとても怖いところだ，自分には力がなく，何も対応できないと信じ続けることになりがちです。あなたも，ご自分のことをそんなふうに思っていませんか？

　世界や自分自身について，ひどく否定的で非現実的な見方をしていると，どうしてPTSDの症状が治らないのでしょう？　この世の中がすべて危険だと思っていれば，本当は安全な状況でも危ないような気がして，避けてしまいますね。トラウマの被害に遭ったのは自分のせいだと考えていれば，自分を責めて無力感を持ってしまいますし，そうすると事件の前の生活に戻れなくなってしまうでしょう。同じよう

に，フラッシュバックが起こるのは自分がコントロールを失っているからだと思えば，フラッシュバックが起きないように，何とかしてトラウマの記憶を頭から追い出そうとします。ところが，記憶というのは，追い出そうとすればするほど，あなたの頭に侵入してきて，さらにコントロールが難しくなるのです。

こういう困った考えや思いこみは，想像エクスポージャーや現実エクスポージャーを繰り返しているうちに，新しく出てくることもあります。けれども，トラウマ体験を繰り返し語ることによって，何が起こったのか，それはどういう意味なのかということについて，もっと現実的な視点で捉え直せるようになります。そのことでPTSD症状を克服できていくのです。今はわけの分からない状況にいると思われているでしょうが，それを分かるものに変え，それについて考えられるような方法を見つけていきます。

これからの数週間，あなたが被害の前の生活に戻れるように一緒に，がんばりましょう。この治療は集中してやりますから，トラウマを思い出させるものに向き合うことで，つらいと思うこともあるでしょう。もし，セッションのない日に，私と話すことができたらいいのにと思うことがあったら，お話を聞くこともできます。この治療法について，または今までの私の説明について，何か聞きたいことはありますか？

それでは今日はこれから，トラウマ体験の前にあなたが経験してきたことと，トラウマに対するあなたの反応について少しお話を伺いましょう。決められた形で質問していきます。最後に，呼吸再調整法という，穏やかに呼吸するための方法をお教えします。

情報収集（45分）

『トラウマ面接』（本書付録）を使って，現在の主訴，機能レベル，トラウマ体験（複数の場合もある），事件後の心身の健康状態，周囲の人のサポートの状況，飲酒の習慣，薬物の使用などについて情報収集する。この『トラウマ面接』は，複数のトラウマ体験を訴える症例の場合，中心的に扱う，「標的となるトラウマ」を決める上でも重要である。

被害の内容を具体的にこちらからたずねていくと，患者の情動反応を喚起することがある。ある特定の話題が特に強い反応を引き起こした場合には，その話題についてさらに時間をかけて詳しくたずねるのか，それとも質問を後日に延期するのかを，治療者が自分の考えで判断しなくてはならない。その判断をする時には，患者から聞いた治療への必要性と願望を十分に考慮する。一番良いやり方は，最初にトラウマ体験の話を聞く時には，まず事実関係だけを簡単に説明してもらい，詳しいことは今後の治療の中で話していくことを伝えることである。
その後は，『トラウマ面接』に沿って続ける。

呼吸再調整法（10〜15分）

セッション1の最後に，次回までに自宅でできる課題として，呼吸再調整法を紹介する。この手法の治療原理は以下の通りである。

人間が怖い目に遭ったり興奮した時には息苦しさを感じるので，息が早くなったり，呼吸のしすぎ，つまり過呼吸を起こしたりします。しかし，過呼吸になっても，苦しさが鎮まるわけではありません。むしろ，不安になってしまいます。本当の危険が迫っていて，逃げ出すか闘うかしかない，というような場合は別ですが，そういう時には必要

な量よりたくさん空気を吸っているのです。過呼吸を起こして空気をたくさん取り込むと，身体に対して逃げたり闘ったりする準備をするようにとか，酸素を蓄えておくようにという警報が送られてしまいます。ランニングの選手は，競技の前に深く息を吸い込んで身体に酸素を取り込み，レース中も深く速い呼吸を続けますね。それと同じです。過呼吸は，恐怖と似たような身体の反応も引き起こします。その身体の反応がさらに恐怖感を強めるのです。ですから普通は，過呼吸をすると自分で自分の身体をだましているようなことになり，恐怖を引き起こしてしまうのです。本当にしなくてはならないのは，呼吸のペースを落として，吸う息をもっと少なくすることです。ですから，ゆっくりと静かに息ができるようになることは，ストレスと緊張を和らげるのに役立つのです。

呼吸の仕方が感じ方に影響を与えるということには，たくさんの人が気づいていますね。たとえば，感情が高ぶった時には，深呼吸をして落ち着きなさい，と言うでしょう？　でも本当は，**深く**呼吸することではなくて，**ゆっくりと**呼吸することが大切なのです。気持ちを鎮めたりリラックスするためには，普通に息を吸って，ゆっくりと長い時間をかけて吐き出します。リラックスできるのは，息を吐く（呼気）方で，吸う（吸気）方ではありません。息を吐く時に，気持ちを鎮めたり，くつろげるような言葉をつぶやくのもよいですよ。そこで，息を吐く時に，「落ち着いて（calm down）」とか「リラックス」とゆっくりつぶやいてみましょう[訳注4]。こうです。リラーーーックス，とこんなふうに。

[訳注4]　Calm down も relax も，自然に長く伸ばして発音することができる。日本語の場合は「カーームダゥン」では分からないので「リラーーックス」の方が使いやすい。あるいは数を数えながらゆっくりと呼吸をさせてもよい。

リラックス効果のある言葉については，患者の好みをたずねる。ほとんどの患者は，「落ち着いて（calm down）」とか「リラックス」を好むようである。患者の前で，ゆっくりと鼻から吸って吐く手本をしてみせるとよい。次に以下の指示に沿って患者に練習してもらう。

　リラックスと言いながら，ゆっくり吐くことに集中していただきたいのですが，ゆっくり呼吸するために，もう1つやってみて欲しいことがあります。息を吐いた後，肺が空っぽになったところで，次の息を吸うのを，3～4秒待ってください。つまり，こうするのです。「**吸って**（普通の速度で）――**吐いて**（非常にゆっくり長く），『**リラーーーックス**』，息を止めて，1，2，3，4。吸って（普通に）吐いて」という具合です。

　この呼吸法に慣れるまで，数回，呼吸の練習をさせ，その次は治療者が声を出して言葉をかけながら，10～15回呼吸を繰り返させ，それを3分程度のテープに録音する。「**吸って**（普通の息）――**吐いて**（非常にゆっくり長く），『**リラーーーックス**』，息を止めて，1，2，3，4，吸って（普通に），吐いて，『**リラーーーックス**』」，という要領で行う。このように，患者が息を吐いている間に，治療者はゆっくりとした声で4秒ぐらいかけて「リラーーーックス」と言う。患者が家に持ち帰る練習用テープには，患者がゆっくりと呼吸をする間，それを指導する治療者の声が3分間録音されていることになる。この時点で，患者用ワークブックの中の呼吸再調整法のハンドアウトを読み返すように患者に指示する。

宿　題（5分）

☞　呼吸再調整法を，1回10分程度で1日に3回練習してもらう。緊

張したり，ストレスを感じた時はいつでも，また夜寝る前にリラックスしたい時にも，この呼吸再調整法を使うように患者に勧める。

☞ セッション全体を録音したテープを1回聞いてもらう。

☞ ワークブックの中のこの治療法の理論的裏付けの部分を読んでもらう。

☞ 次のセッションには少し早く来て，自記式の症状評価尺度に記入することを再確認する。

第4章
セッション 2

準備するもの

・PTSD と抑うつをチェックするための自記式の症状評価尺度[原注]
・現実エクスポージャーの階層表の用紙
・現実エクスポージャーの宿題リストの用紙
・セッションを録音するためのテープ

セッションの概要

・宿題の振り返り（5〜10分）
・本日のセッションの予定の説明（3分）

[原注] 第2章で述べたように，PTSD 症状と抑うつ症状を，定期的に隔週で自記式質問紙を用いてセッションの初めにモニターすることを勧める（たとえば，2, 4, 6, 8 セッション）。こうした測定は治療による変化の評価を可能にし，治療の進歩をモニターして患者にフィードバックする上で有用である。
（訳注：p.37 参照）

- よく見られるトラウマ反応の説明と，PTSD症状についての教育（25〜30分）
- 現実エクスポージャーに力点を置いたエクスポージャーの治療原理の説明（10分）
- SUDSの紹介（5分）
- 現実エクスポージャーの階層表の作成（20分）
- 宿題として行う現実エクスポージャーの課題の選択（5分）
- 宿題の割り付け（10分）

概　要

　このセッションの後で，患者は現実エクスポージャーを開始する。ほとんどの場合，現実エクスポージャーをセッションの中で行うのは困難であり，次のセッションまでの間に宿題として行うことになる。課題によっては治療セッションの中で実行できるものもある。たとえば，男性に挨拶する，男性と視線を交わす（クリニックの中か，近くに男性がいる場合），目を閉じて仰向けに横たわる，知らない人に囲まれて待合室で待っている，病院のカフェに1人で入ったり，他人に背中を向けて座る，などである。こういう例が役立ちそうならば，そのセッションの終わりの方で治療者が患者を助けながら行ってもよい。患者はその後，同じことを宿題として1人で練習する。各セッションの最後の10〜15分は，次の現実エクスポージャーの課題について話し合う。

宿題の振り返り（5〜10分）

　セッションの初めに，この1週間の様子と，第1回目の治療セッションへの反応をたずねる。セッションの始まる前に患者が指示通りにPTSDと抑うつ症状の自記式尺度に記入していたら，簡単に患者の症状

に目を通す。これらの自記式尺度を使用することによって，治療が進んで抑うつやPTSD症状に変化が生じた時，患者にフィードバックするができる。この1週間に呼吸法をどの程度用いたか，それが役に立ったかをたずねる。セッションのテープを聞いた時の反応や，治療原理について何か疑問に思うことはないかも確認する。この1週間の患者の様子と宿題の確認は，10分程度ですませる。

本日のセッション予定の説明（3分）

今日の治療内容を確認する。初めに，トラウマに対して普通，どのような反応が見られるのか，今まで患者がこうした反応を経験してきたかどうかを話し合うこと。次に，現実エクスポージャーを行う理由を復習し，苦痛のために回避してきた状況のリストを一緒につくることにしたい，と伝える。

よく見られるトラウマ反応について （25〜30分）

治療者のための情報

この部分では，トラウマ体験に対して，人が普通どういう反応を示すかを患者に教える。治療者と患者の間の双方向の対話にしなくてはならない。患者に講義をするような話し方は避けて，その事件以来，患者が何を感じ，考え，行動してきたかをできるだけ患者に語ってもらうようにする。

「よく見られるトラウマ反応」について話をする目的は，いくつかある。

■心理教育を行いながら，患者自身のPTSD症状と，それに関連した問題を明らかにすること。
■トラウマとなった被害を受け，PTSDが生じていることを考えれば，患者が体験してきたことは当然のことであり，正常の反応であると認めること。多くの患者にとって，自分の反応や行動をトラウマ体験との関係の中で理解できるようになることは，非常な助けになる。
■希望を持たせること。患者の苦痛な症状の多くは直接PTSDに関連しており，その大部分はPTSDの治療によって軽減することを理解してもらう。

この章の最後に，よく見られるトラウマ反応について，対話の形で説明するための症例を収録した。セッションの前にこの症例部分を読み，会話の仕方とその雰囲気をつかんでおくこと。

現在の患者のPTSD症状についての話を始める。
1) 次の説明の例（または『よく見られるトラウマ反応』のハンドアウト）を使って，DSM-IV-TRにある，個々のPTSD症状，つまり再体験，回避，感情麻痺，過覚醒について話し合う。
2) それに続発する二次的症状である，罪悪感や恥辱，自己評価の低下，自己制御能力の喪失感，肉体的親密さへの関心の喪失，トラウマ後に再活性化した昔のトラウマ記憶などについて話し合う。
3) トラウマとなった出来事と，苦痛，身体的反応，患者を悩ます考え，回避反応との関係を説明する。

重要な点：遠い過去にトラウマを受けた患者（小児期の性的虐待や身体的虐待を受けた成人，またはずっと以前に戦争に行った退役軍人など）の場合には，被害以前の生活の実感が薄い。自分が何かをしないように心掛けていることが，トラウマの想起刺激を回避しているためだとは認

識していない。彼らは自分の回避行動を，好みや，習慣，ライフスタイルの問題と捉えており，快適な生活を送るためだと考えている。「私っていつもこうなんです」と言う患者もいる。そういう場合には，それぞれの患者特有の状況やトラウマからの時間経過，本人の認識に合わせて，話の仕方を変えなくてはならない。

患者への説明

　以下のようにして，トラウマ体験の後でよく見られる反応の説明を始める。

　トラウマ体験は，あなたの心に強い衝撃を与えます。ご自分でもあの（事件の名前を言う）で強いショックを受けられたことでしょう。今日は，大変なトラウマを経験した人によく見られる反応についてお話をしたいと思います。もちろん，人にはそれぞれ個性があって反応の仕方は違いますが，あなたが経験したことのある反応もいくつかあるはずです。

　以下の文章を参考にして話し合いを続ける。

　1) よく見られるトラウマ反応は，恐怖と不安です。あなたも怖かったり緊張したり，不安になってはいませんか？
　（患者の返答を促す）
　あなたの不安は，トラウマを思い出した結果かもしれませんし，または何のきっかけもないのに，突然不安になることもあると思います。とても恐いと感じる時もあれば，そうではない時もあるとは思いませんか？
　（患者の返答を促す）
　あなたが体験している不安や恐怖は，生命を脅かすような危険な状況

に対する反応だと思われます。あなたは，自分の身体，感情，考えが変わってしまったと思っているかもしれませんね。それは，トラウマを受けた結果，自分の安全や世界についての見方が変わってしまったからです。

ある種のきっかけによってトラウマを思い出すと，恐怖がこみ上げてきます。こういうきっかけというのは，ある特定の時刻や，場所，なんらかの行為，知らない人が近寄ってくること，ある決まった匂いや，音などです。あなたの場合，どんなきっかけでトラウマを思い出してしまうのか，何か気がついていることはありますか？
（患者に，自分の場合はどうだったかを，体験を交えて話してもらう）
トラウマの後での恐怖と不安の典型的な感じ方には，主に2通りあります。
a）トラウマの記憶がいつまでも再体験される。
b）気持ちが張り詰めて，すぐに驚いたり，飛び上がりそうになる。
　あなたの場合はどうですか？
（患者に，自分の場合はどうだったかを，体験を交えて話してもらう）

2）トラウマとなった被害を受けた後は，そのトラウマを自分の中で再体験します。フラッシュバックといって，事件の一部がありありとした映像として，頭の中に飛び込んでくることがあります。あなたには，フラッシュバックはありますか？　それは，どういう体験ですか？
（患者に自分の体験を話してもらう）
フラッシュバックがあまり鮮明なので，本当に事件が再び起こっているように感じることもあります。フラッシュバックは向こうから勝手に侵入してくるので，昼夜を問わず，自分の感じ方や考えや体験を自分の力でコントロールすることができないと思っているのではないでしょうか。フラッシュバックは何かの出来事がきっかけで，出てくることもありますが，多くの場合は，何の脈絡もなく，突然にやってき

ます。
また悪夢の中で，トラウマを再体験していることもあります。あなたは悪夢を見ていますか？
（患者に，自分の場合はどうだったかを，体験を交えて話してもらう）
悪夢から突然目覚めた時，何か身体の調子がおかしいと思うことはありますか？
トラウマの再体験がフラッシュバックや悪夢という形をとらずに，強い感情や，物の見方にだけ現れることもあります。自分の身に起きたことについて，自分を苦しめるような考えや，感じが続いていることはありませんか？

3) 集中力がなくなったと感じているかもしれませんね。これもやはり，トラウマの後でよく体験される反応です。
集中して本が読めない，会話についていけない，人に言われたことが思い出せないということがありますか？ それはどんな感じですか？
何かに集中できない，思い出せない，周囲の状況に注意が向かないというのは，嫌なことですし，動揺しますよね。そういう状態になると，自分の気持ちがコントロールできない，自分はおかしくなってしまうのではないか，と心配になってきます。集中できないのは，トラウマの記憶や感情が意識の中に侵入してきてつらくなっていることが原因の時もあります。それ以外にも，トラウマには全然関係がないように見えていても，実は覚醒亢進というPTSDの症状の一部によって生じていることもあります。

4) それ以外のよくある症状としては，覚醒，焦燥感，そわそわする感じ，自分でも過剰なほどに警戒していること，震え，ちょっとしたことでびくっとすること，睡眠困難などがあります。いつも緊張してびくびくしていると，特に睡眠不足が加わった時には，イライラしてきます。

トラウマの後で，身体にこういう変化が起きていると気がついたことはありましたか？　パニックになりそうな時はありますか？　身体にはどんな変化がありますか？　汗をかきますか？　動悸がしますか？　特に警戒心が強いとか，ちょっとしたことでもびくっとしますか？
（患者に自分の体験を話してもらう）

5）トラウマを思い出させる人や場所や物の近くに行かなかったり，感情を抱かないようにしたり，あるいはそれと認めないようにして，それらを回避しているかもしれません。回避というのは，危険だと思っている状況や，あなたを打ちのめすようなつらい考えや思いから，あなた自身を守ろうとする方法なのです。

トラウマの結果として行けなくなった場所とか，できなくなったことはありませんか？　トラウマに関係した考えや感情を避けてきませんでしたか？　どのようにして，避けてきたのでしょうか？

自分に起こってしまったことを忘れるために，どのようなことをしていますか？

時には，トラウマの記憶や関連する感情を避けようという気持ちがあまりにも強くて，トラウマ体験の間に起こったことの重要な部分を忘れていることもあります。

トラウマとなった出来事について思い出せないところや，記憶の流れの一部が抜けていて，その間の説明ができない箇所はありますか？

トラウマに関係したつらい気持ちや考えを避けるためのもうひとつの方法は，感情の麻痺です。

感情が麻痺してしまったとか，何も感じられないとか，周囲の物が遠くに感じられるという経験はありますか？　以前は楽しかったけれども今は興味を失ってしまったものはありますか？　トラウマを受けて以来，人々から離れているとか，自分が切り離されているような感じはありますか？

6) トラウマに対してよく見られる反応としては，このほかにも，悲しい感じや気分の落ち込みなどがあります。希望を持てないと感じたり，絶望的になったりすることもあります。しょっちゅう泣き出したり，時には自分を傷つけることや自殺を考える場合もあります。トラウマを体験した人は，それによって失ったものや，トラウマを受ける前の自分のことを思い出して嘆くことがよくあります。トラウマのために，以前に楽しかったことや好きだった人に関心を失ってしまうことも，よくあります。もう何をしてもつまらなく思えるかもしれません。人生に生きがいが感じられなくなり，以前に立てた将来の計画も，どうでもよくなってしまいます。

　悲しかったり，憂うつになったりしていませんか？　よく涙を流していますか？　行き詰まったとか，希望をなくしたと感じていますか？人生は生きるに値しないと感じたり，死んだほうがましだと感じたり，考えたりしていますか？
（次頁の自殺傾向の評価のコラムを参照）

7) トラウマの最中は，恐怖に怯えていましたよね。自分の感情も身体も，自分の命も，自分でコントロールできないと感じたかもしれません。自分でコントロールできないという感じがあまりにも強すぎて，「自分がおかしくなる」とか「もうだめだ」と感じることもあります。

　トラウマの後に，そういう感じを経験したことはありましたか？　それはどういう感じでしたか？

8) 自分が悪かったとか，恥ずかしいと思うこともあります。トラウマを生き延びるために自分がしたことや，あえてしなかったことのために，罪の意識や恥ずかしさを感じることもあります。自分のしたことやしなかったことについて，自分を責めるというのは，よくある反応です。

　あなたは，トラウマのことで自分を責めていませんか？　自分が何かをしていれば，あるいはしないでいれば，その被害を避けられたかも

> 【自殺傾向の評価】
>
> 　自殺念慮がある場合は，『よく見られるトラウマ反応』の話を中止して，自殺傾向の評価を行う。自傷行為に関する患者の考え，衝動，感情，空想，計画についてたずねる。過去に，自分を傷つけることを考えるか計画したことがあるかどうか。もしあった場合は，何を計画したか，実際に何をしたかをたずねる。今でもそのような計画を実行する気があるのだろうか。自傷行為を考えたり計画した時には，治療者，病院の救急部，別の精神科に必ず連絡するという契約書にサインをしてもらってもよい。第2章で説明した通り，患者の自殺行動のリスクが高い場合は，その治療が優先される。PE を再開するのは，自殺関連の症状が治療されてからである。

　しれないと思っていませんか？　罪悪感や恥ずかしさのために，誰かと話したり，何かをするのを避けていませんか？
　自分で自分を非難するだけでなく，周囲の人々や友人，家族や知人から非難される場合もあると思います。傷つけられた人，つまり被害者に責任を負わせようとすることはよくあります。
　事件のことで，誰かに非難されましたか？　そのことをどう思いますか？

　9）怒りの感情も，トラウマの後ではよく見られる反応です。自分がこんなむごい体験の犠牲になるなんて不公平だ，不当だという強い気持ちのために怒りを感じることが多いのです。たいていの場合，怒りはトラウマの原因に向けられていますが，事件を思い出すきっかけとなる人と一緒にいる時に，怒りの感情が湧き起こってくることもあります。
　特に怒りっぽかったり，攻撃的になっていませんか？　怒りが爆発したり，いつになく誰かに対して辛辣になったりしませんか？　それはトラウマ体験の前にはなかったものですか？

そういう感情はあなた自身や周りの人にどんな影響を与えていますか？

時には，怒りにかられ，人を叩いたり怒鳴りつけたりしたくなることがあるかもしれません。怒りを感じることに慣れていない人は，その怒りの感情を認識することができなかったり，どうやって抑えたらよいのか分かりません。

自分がトラウマとなるような被害を受けた時，ああすれば良かったとか，こうしたのがいけなかったとかいう理由で，多くの人が自分に怒りを向けています。自分自身に向けられた怒りの感情は，自責感，罪悪感，無力感，そして抑うつへと発展します。

最愛の人に怒りや苛立ちを向けている自分に気づくこともよくあります。家族，友人，パートナーや子どもに対してです。そうなったことはありましたか？

最も親密な人に対してかんしゃくを起こすこともあります。一番大切に思う人に対して，なぜ怒りや苛立ちを感じるのかが理解できないので，混乱してしまいます。誰かの近くにいると安心できるのですが，それと同時に，親密感や依存，傷つきやすさ，無力感を感じやすくもなります。こういう感情はトラウマを思い出させるので，怒りや苛立ちを感じやすくなるのです。

10) トラウマの結果，自分のイメージも傷つきます。「自分が悪い人間だから，悪いことが起こるのだ」とか「こんな弱い，愚かな人間でなければ，こんなことにはならなかったはずだ」とか，「もっと自分が強かったら良かったのに」などと，考えてしまいます。

トラウマの後で，自分のことを悪く考えていましたか？ 自分の感情や対応の仕方について，どのようなことを言ったり考えたりしてきましたか？

11）トラウマを体験した後に，人との付き合いが途切れてしまうこともまれではありません。それは部分的には，悲しみや恐怖，怒りの結果かもしれません。こういうマイナスの感情に何とか対処するために，周囲の人から遠ざかったり，以前にやっていたことに参加しなくなります。一番の支えとなってくれるはずの最愛の人々が，自分をそれほど支えてくれていないと感じることもあります。

あなたには，そういう問題がありましたか？　人との関係がうまくいっていないと気がついたことがありますか？

愛する人が傷ついているのを見ると，怒りや苦悩や責任を感じることはよくあります。友達や家族，特にパートナーが，あなたのトラウマを知って苦しんだり，悩んだりしていることに気づくことがあります。苦しんでいるあなたにとって，支えてもらうことはとても大切です。また，あなたのまわりの人も深刻に悩んでいるかもしれない，ということを理解することも大切です。

それと同時に，ご家族や友人による支えは，あなたの回復に大変重要な役割を果たします。あなたを支え，あなたの感情を理解してくれるだろうと思える人に，話を聞いてもらうことは大切です。

12）トラウマの後で，身体のふれあいや性的関係に関心が薄れることは珍しいことではありません。それには，さまざまな理由があります。たとえば，抑うつ状態のために性欲を感じなくなることもあります。また，身体的なふれあいや性的関係への無関心とか恐怖感は，トラウマを受けた人によくみられます。

性的関係に関心が減ったと思いますか？　誰か人との身体的接触において，怖いという感情や，恐ろしい考え，またはフラッシュバックを経験したことがありますか？

誰かと感情的，または性的に親密になると，トラウマの時の自分が傷つき，無防備であった感じが甦り，不快になることもあります。実際，

性的な関係を持ったり身体に触れたりしている時にフラッシュバックが起こったり，強烈なストレスを感じることもあります。

13) 最近のトラウマ体験のために，それ以前のつらい体験を思い出してしまうこともあります。ひとつの悪い経験が心に浮かぶと，それ以外の嫌な体験の記憶も呼び起こされる傾向があります。それが正常な記憶の仕組みなのです。そのために，トラウマの後で，忘れていたはずの昔のトラウマについてのつらい感情が蘇ることがあります。昔の記憶も，今回のトラウマと同じくらい苦しいものです。

つらくない別の状況や体験のことを考えるのは難しいかもしれません。実際，自分がまた幸せになったり，これからも楽しいことがあるなんて考えにくいですよね。でも，きっとそうなりますよ。本当に，あの嫌だった体験を過去のことにしてもっと楽しい体験だけを覚えていくようになります。良い記憶はさらに楽しい記憶を呼び寄せていくので，自分の人生が嫌なことばかりではないことが分かってきます。

今回の事件よりも以前にあった嫌なことを，突然に思い出したことがありますか？

14) 最後に，トラウマの後で，アルコールや，何らかの物質（substance）[訳注5]の使用が増える人もいます。自分で責任を持って飲酒をしているのなら，何も問題はありません。しかしトラウマの結果として，飲酒や物質の使用が増えたのであれば，それは，あなたの回復を遅らせますし，それ自体が問題を引き起こすこともあります。

あなたは，アルコールや何かの物質の使用をしていますか？　トラウ

[訳注5] ここでいう物質とは，精神に作用する化学物質のことであり，安定剤，鎮痛剤などの他，サプリメントやカフェイン，煙草，シンナーなどである。患者に分かるように適当に言い換える。なお，この用語には，違法，非合法な薬物も含まれている。言うまでもなくこうした薬物の使用または所持は犯罪行為である。

マの後で飲酒が増えたり，そうした物質の使用が始まったことはありませんか？　どういう時に飲みすぎてしまうことが多いですか？

1)～14)まで，よく見られるトラウマ反応について述べてきましたが，こうした反応は相互に関連していることがあります。なかには，フラッシュバックが原因で，自分のコントロールを失うのではないかという心配するあまり，さらに恐怖感が増強する人もいます。言い換えますと，トラウマへの反応は相互に影響しあって全体として強化されてしまうのです。トラウマの後の自分の変化を認識し，治療の中でそれらを処理してゆくことで，症状が緩和されます。

　上記の話し合いが終わったら，宿題として，『よく見られるトラウマ反応』のハンドアウトを復習してくるように患者に伝える。頼りにしている人と一緒にハンドアウトを読んだ方がよいようなら，そのように提案する。

症例：よく見られるトラウマ反応

　症例を通じて，よく見られるトラウマ反応についての対話の例を示す。簡略にするために，ここでは14項目のうち，5項目のみをとりあげる。

　メアリーは40歳の女性で，企業の経営アシスタントとして働いている。夫と2人の子どもと共に郊外に住んでいる。朝の6時に食料品店へ行き，若い白人男性にナイフを突きつけられ，彼女の車に連れて行かれた。食料品店の駐車場に停めた彼女の車の中で，男は彼女をレイプした。レイプから4カ月後に，治療者は彼女を面接した。
　1回目の面接では，メアリーは不安，睡眠障害，フラッシュバック，神経過敏，食思不振を訴えた。メアリーは，車に乗ることも，仕事をすることもできず，家族に対して極端な苛立ちを感じていると報告した。

治療者：今，大変つらい思いをされているのですね。でも実は，今のあなたの症状はトラウマの後でよく見られることなのです。今日は，あなたのようにトラウマを体験した人によく起こる反応についてお話を伺います。そうすると，自分に何が起こったのかをよく理解できるようになります。

患者：人生をひっくりかえされてしまった感じです。もう決して昔の私には戻れません。何にも集中できないし，仕事に行くのが怖いのです。最近，無理をして会社に出たのですが，とても仕事にならなくて帰ってきました。もしかしたら，首になるのではないかと思ってとても心配です。

治療者：それはよほど怖かったのでしょうね。トラウマの症状について，少しお話ししましょう。ひとつひとつ説明して，あなたの場合はどうなのかをお伺いします。事件の後は，集中できなくなったと，おっしゃいましたよね？

患者：ええ，何かぽーっとしてしまって，何をしても，注意が散漫になって。

治療者：集中できない時って，どんなふうになっているのでしょう？

患者：頭の中にレイプの様子が何度も何度も，通過していって，追い出そうとしても，だめなんです。

治療者：集中できない，憶えられない，まわりの状況に注意することもできないというのは，つらいですよね。頭の中に飛び込んでくるそのイメージは，再体験という症状で，仕事の能率を下げ，集中力を妨げます。そのイメージがあなたをすごく不安にさせることもあります。どんな場面でイメージが飛び込んできますか？

患者：はい，自分の車を見ると必ず男の顔と，その手の中のナイフが見えるんです。あの車は一生運転できないわ。昨日は夫が車で食料品店につれていってくれましたが，私は夫の車から降りることができなかったんです。夫は，私の反応は過剰だというんです。

治療者：事件についての映像とか，考え，フラッシュバックなどは，再

体験の症状で，何のまえぶれもなく起こることもあります。それ以外にも，何か外からの刺激，たとえば，自分の車，駐車場，食料品店，加害者に似た男の顔などがきっかけで，起こることも多いのです。もうひとつの再体験の症状は悪夢です。悪夢はみますか？

患者：ほとんど毎晩，まず寝つくことができないんです。夫は私のことを，おかしくなったと思っています。というのは電気を点けたまま眠りたいからです。やっと朝になって寝つくのですが，それも，普通は1，2時間で目が覚めてしまい，それから後はもう眠れません。

治療者：暴行されてからは，電気を点けたままでないと安心して眠れないという女性はたくさんいます。ひとつ試してみてはいかがでしょうか。こういうトラウマの症状について，ご主人とお話をしたり，ご主人にこの説明書を渡して読んでもらってはいかがですか？　そうすれば，あなたの症状はトラウマの後には多くの人が経験するものだということを理解していただけるでしょう。ところで眠りにつくと，嫌な夢を見ますか？

患者：ええ，でもこの暴行の夢ではないです。ただ，単なる暴力的な夢ですごく嫌な夢です。

治療者：暴行の後で，そういう夢を報告する女性はたくさんおられます。暴力的なトラウマの夢を見ても，自分の受けた暴行のことではないこともあります。これもやはり，トラウマを受けた方がよく経験する再体験の症状です。他に身体のことで気づいた変化はありますか？

患者：心臓の鼓動が速くなるとかですか？

治療者：そうです。他にはなにか？

患者：びくびくして過ごしています。パニックみたいな感じです。うまく説明できないのですが，ひどく，神経が過敏になっている感じです。

治療者：その説明でよく分かりますよ。じつは，トラウマの後では，皆さんがよくその症状を訴えます。不安や恐怖感が強い時に身体が示す反応です。

患者：襲われた時にそう感じたのは理解できますが，なぜ，いつまでもそれが繰り返されるのでしょうか？

治療者：トラウマの結果，この世の中には危ないことがあるのだと分かり，それに備えたいと思うからです。身体はいつでも危険への準備ができていて，いわば警戒態勢にあり，気持ちが張り詰めて，すぐにでも反応しそうな感じが続いているのです。いつもびくびくして，過敏になっているもうひとつの理由は，トラウマを思い出すきっかけが存在しているからです。そのいくつかについては，すでにお話ししましたね。あなたの車，駐車場，食料品店，あなたを襲った男に似た顔，などです。でも恐らく，もっと微妙に影響しているものがあると思います。誰かが後ろから近寄って来るとか，ご主人があなたの身体に腕をまわすとか，自分の車に似た車を見たりとか，見知らぬ人とかです。そういうきっかけは，外部から来るとは限りません。寒いとか冷たいという感覚がきっかけになって，襲われた時の感覚を思い出すことがあります。寒いとか冷たいという感覚が，不安や恐怖心をかき立てるきっかけとなってしまうのです。事件を思い出させるようなことを何か経験しましたか？

患者：はい，思い出すきっかけはたくさんあります。だから，私はひっそりと暮らしていたいのです。あの話はしないで，誰とも会わず，何も関わり合いを持たないで，1人にしてほしいんです。家族からも離れていたいと思うこともあります。

治療者：トラウマを思い出させるものとの接触を避けたいというのは，トラウマに対する正常な反応です。避けるものがたくさんあることにお気づきですよね。人や場所，とにかく思い出させるものは何でもそうですね。現実に危ない場面や，危なくなるかもしれない場面，あるいは，あなたにのしかかってくる嫌な考えや感情から自分を保護するための工夫が回避なのです。食料品を買いに行けない，車に乗れないとさっきおっしゃいましたね。他にも，事件を思い出すの

で避けている場所，人，状況などありますか？
患者：いいえ，そのくらいですね。
治療者：仕事に戻ろうとしたとおっしゃいましたよね？
患者：はい，でも私には無理でした。運転中も，びくびくして，しっかりと物を考えられないのです。とても，私の力では無理でした。
治療者：それは当然だと思いますよ，あれだけのことがあったのですから。こういう反応がよく分かってきて，レイプからの回復に一緒に取り組んでいけば，症状は徐々に減っていくと思います。仕事にも戻れるという自信が湧いてくるでしょう。ここに治療を受けに来てくださって，本当によかったと思います。

現実エクスポージャーの説明

治療原理（10分）

現実エクスポージャーの治療原理を以下のように説明する。

1回目のセッションで，想像エクスポージャーと現実エクスポージャーの話をしました。この治療が，今話していただいたような症状を改善するのに，とても効果があると考えられる理由を説明しました。今日は現実エクスポージャーがなぜ効くのかを，もう1度振り返りましょう。あなたが避けたいと思っているトラウマに関係する状況に向き合うことが，どうしてPTSDの克服を助けるのかを，お話しします。そして，あなたがこれまでに回避してきた状況の中で，現実エクスポージャーで使えそうなもののリストを作成してゆきましょう。

つらい記憶，状況，考え，感情から逃げたり，それらを避けて通るというのは，きわめてよくあることだと申し上げましたね。でもこのように，つらいことや不安をかき立てることを避けているのは，短期的にはうまくいくけれども，長い目で見るとどんな問題があったで

しょうか？

　患者が適切な答えを出せないなら，回避はトラウマ後のストレス反応を長引かせ，PTSDが慢性化するということを再度説明する。前に説明したよくある症状の話を基に，患者の回避行動の例をいくつか聞きだしてみてもよい。

　そのために，このプログラムの中では，あなたが今避けている状況を取り上げて，それにあなたが向き合うことを助けるようにします。現実エクスポージャーがPTSDの症状を克服するのを助けるやり方には，いくつかあります。第一に，あなたには不安感や恐怖感を呼び起こすような状況を回避することで不安を減らすという習慣ができているかもしれません。たとえば家にいて，牛乳がないことに気づいたとします。するとあなたは「何も夫の帰宅を待つことはないわ。自分でスーパーに買いにいけばいいのよ」と思います。そう考えたとたんにあなたは不安に感じ始めます。そしてひとりごとをつぶやきます。「彼が帰りに牛乳を買ってくるのを待っていようかしら」。買い物に行かないと決めた瞬間に，あなたの不安は鎮まり，落ち着きます。回避によって不安を解決するたびに，あなたの回避の習慣は，強化されます。現実エクスポージャーは，今避けている状況に順々に向き合うことによって，回避することで不安を減らすという習慣を乗り越えていく役に立つのです。
　第二には，危ないと思って今まで避けて来た状況に繰り返し自分で向き合ってみて，何も悪いことは起こらないことを経験します。そして，これらの状況は実は安全なのだ，何も避ける理由はないのだということを学習します。けれども回避を続けていると，こういう状況は危険だと信じ続けることになりますし，いつまでも回避を続けることになります。つまり現実エクスポージャーを練習すると，現実に危険だっ

たり，そうなる可能性の高い状況と，実際には安全な状況とを区別できるようになります。以前は食料品店に1人で行っても大丈夫だったのなら，今でもおそらく大丈夫なはずです。

第三には，PTSDになった多くの人は，不安を感じる所に長くいると，不安はいつまでも続くとか，どんどん大きくなると信じています。けれども，もしその場にそのままとどまっていれば，不安が減ってくることが分かります。こういうことを馴化（habituation）と言います。こうしたプロセスの結果，症状も軽くなるのです。

第四には，怖いと思う状況に向き合うことで自分の恐怖心を克服すると，自分の問題にしっかり対処できるようになるので，自信が生まれ，自分の能力に対する評価が高まります。もともと好きだったのに，PTSDのせいで中止していたことを再び始められるようになり，人生を楽しんだり，活動範囲が広がっていくようになります。

以上の理由から，今あなたが避けている状況のうち，比較的安全な状況に対して順を追って向き合っていただきたいと思います。初めはやさしいものから取り上げ，次第に難しいものに進みます。もちろん本当に危ない状況に立ち向かうように勧めたりはしません。実際に危険な状況についてまで安全だと思ってくださいというのではなく，本当は安全な状況を回避しないようにするのが目的です。以前は楽しみに感じていたり大切に思っていた人々や状況を，もう回避しなくても良くなるようにするために，トラウマとなった出来事の後で，あなたがずっと避けてきた状況のリストを作ります。また，こういう状況を回避しないでそこに身をおいた場合に，どの程度の苦痛や不快を感じるのかを調べていきます。

現実エクスポージャーの説明では，実生活からの具体的な例を挙げることによって，どういうことをするのかをはっきりと，曖昧なところが

残らないように理解させる。以下の例を使って，その点を説明する。

1）症例1：現実エクスポージャー

それでは，現実エクスポージャーがどんなふうに効くのか，例を使ってご説明しましょう。男の子がお母さんと海岸にいた時に，突然大きな波がきて，2人はそれをかぶってしまいました。子どもはびっくりしてしまい，家へ帰りたいと大泣きしました。翌日海へ行く時間になったら，男の子は泣き出して，海へ行くのはいやだと言いました。「やだ，やだ。お水が怖い」。その子に水への恐怖を克服してもらうために，お母さんは，その子をつれて毎日海岸を散歩しました。お母さんはその子の手をとって一緒に歩き，少しずつ，水際に近づいてゆきました。1週間も経つと，男の子は1人で歩いて，水の中に入ってゆけるようになりました。辛抱づよく練習を重ね，励まされながら少しずつ近寄ってゆくことで，水への恐怖は治まっていったのです。

2）症例2：現実エクスポージャー

もう1つの例は，ニューヨークに住むタクシーの運転手です。彼は車で橋を渡るのが怖くなってしまいました。ニューヨークにはあちこちに橋があって，客を乗せてそこを渡らなくてはならないため，これは仕事をする上で深刻な問題となりました。橋に近づくと必ず彼は車が故障したふりをして，別のタクシーを呼んでお客を目的地まで連れて行ってもらいました。この運転手は毎日，治療者に助けられながら，運転して橋を渡る練習をしました。1週間後には，後ろから治療者が別の車でついて来ながら，1人で運転して橋を渡れるようになりました。練習を続けた結果，2週間後には自分1人で短い橋を渡ることができるようになりました。そして，やがて一番長い橋でも1人で運転して渡れるようになったのです。

現実エクスポージャーという治療法をさらに説明する。

プログラムに沿って繰り返し怖い状況に向かい合うことで，苦痛を軽減できるという例をご説明しました。あなたはトラウマを体験したので，その体験と関係のある恐怖であれば，もっと時間をかける必要があるかもしれません。でも時間をかけて，くじけず練習すれば，今怖がっているものにしっかり直面することができるようになります。

恐怖の状況に向き合ってきたのに不安が減らなかったという患者には，たまに，少しだけそこに行くのと，治療としてのエクスポージャーとの違いを説明し，この治療では意図的に繰り返し時間をかけてエクスポージャーを行うことを伝える。後者の方法だけが恐怖の症状や過剰な恐怖感に対して効果があるのだということと，これから治療者と患者が協力して，患者が今まで自分の恐怖感にどう向き合ってきたかを調べ，馴化を妨げていた因子について考えていくことを説明する。

SUDS の説明（5 分）

以下のように SUDS スコアの説明をしてから，恐怖と回避の対象の階層表を作成する。

ある特定の状況が，どの程度の苦痛や不安を生じるのかを知るために，SUDS[訳注6]という尺度を使います。Subjective Units of Discomfort（苦痛の主観的評価点数）の略です。この尺度は 0 から 100 点まであります。SUDS が 100 点というのは，これまで体験した中であなたにとって最高レベルの恐怖感と苦痛であり，パニックとなった状態です。0 点は，何のストレスもなく，くつろいだ状態です。普通，SUDS が 100 の時は，手の平に汗をかいたり，動悸がし

たり，呼吸困難になったり，めまいを感じたり，不安が起きたりなど，身体にも変化が現れます。ですから 100 というのは，恐怖と不安の極限です。でも，人はひとりひとり違いますから，ある人が 100 の SUDS を感じることが，別の人はまったく平気なこともあります。そのため，「主観的（subjective）」という名前が付いているのです。たとえば，あなたと私が水深の深いプールの際に立っていたとしましょう。そこへ誰かが来て，私たち 2 人をプールに突き落としたと想像してみてください。もし私が泳げなければ，すぐに SUDS は 100 になります。でもあなたが泳げたり，深い水が怖くなかったりするなら，あなたの場合は SUDS は 0 かもしれませんね。分かりますか？

患者と一緒に，SUDS の基準点，0, 50, 100 に相当する項目を決める。次のように説明するとよい。

あなた専用の SUDS，つまりあなたの恐怖対象の SUDS 尺度を作ってみましょう。どういう状況が SUDS では何点になるかを教えて下さい。最近あったことで，SUDS が 0 だったのは，どんな状況でしたか？ どういう時にあなたの SUDS は 0 になりますか？（次に）では，どんな時に SUDS が 100 になりましたか？ 100 というのは，これまでで一番苦痛があって，パニック状態になって，すごく怖かったという状況です。（そして次に）では，あなたの SUDS の 50 は何ですか？ 50 は中くらいのストレスです。（SUDS 0 の状況を言う）と，（SUDS 100 の状況を言う）の中間くらいです。

10 点単位だけではなく，5 点刻みで，たとえば 25 と 75 の場面についても確認しておく方がよい。この尺度を患者が適切に理解したかを知る

［訳注 6］　SUDS はサズと発音して用いている。患者に説明をした後，「サズは？」「サズは何点ですか？」などと聞けばよい。

ために，以下のような質問をする。

今こうしてお話ししていて，SUDS のレベルはどのくらいですか？
トラウマの被害の直後には，SUDS はどのくらいでしたか？

患者がこの方法に慣れるまで，SUDS のレベルを聞く時に，基準点を使う。トラウマ状況とは直接の関連がない例を使用した方がよい。トラウマ状況に関連していると，治療の中で恐怖のレベルが変化してくるからである。しかしトラウマ体験者の多くにとって，SUDS の 100 の代表例というのは，今彼らを苦しめているトラウマ記憶の中での最悪の瞬間のことである。100 以外の例については，必ずしもトラウマに関係しない瞬間を挙げるかもしれない。たとえば：

  0 ＝ベッドの中で寛いでテレビをみている
 25 ＝バスに乗って街に出る
 50 ＝仕事で失敗して上司に呼び出される
 75 ＝子供の学校の先生から電話がかかってくる
100 ＝トラウマの最悪の時に感じたような気持ち

想像エクスポージャーと現実エクスポージャーでは SUDS を使って，治療の進み具合をチェックします。エクスポージャーを行っている時にこの SUDS を使って，あなたの不安感の変化を測ります。

現実エクスポージャーの階層表の作成（20 分）

患者に現実エクスポージャーの理論と SUDS を説明し終わったら，患者がトラウマのために回避している状況，人，場所の例をあげてもらう。

現実エクスポージャーの階層表の中には，患者が予測するSUDSレベル（本人が実際に感じるか，または感じると想像する不安感と恐怖感の程度）を記入する欄があるので，それを埋めていく。

繰り返し練習するためには，スーパーに行くとか，人混みに出るとか，いつでも実現できる状況であることが大切である。片道3時間のドライブなどという課題は，繰り返し練習することができない。課題とする状況は，一般的，概念的なものではなく，具体性がなくてはいけない。たとえば，「人通りの多い所へ行く」とか「スーパーに行く」では，具体性に欠ける。具体的にどこの繁華街か，どのスーパーか，名前をあげてもらい，時間も決めてもらう。どの場所のどのスーパーなのか，そこに行く時刻によって，苦痛のレベルも変わってくるかもしれない。また，友人とスーパーに行けば，1人で行くより不安は少ないかもしれない。

患者によっては階層表の作成は簡単で，15～20の項目がすぐに出てくることもある。しかし自分の行動を回避として捉えていない患者にとっては，階層表を作ることは非常に難しく，階層表ができる前にセッションの時間が足りなくなる。その場合は，5項目ぐらいに絞り，そのうち2項目以上はSUDSが40～50のものとし，それらを宿題に利用すればよい。また，階層表に別の状況を足すという宿題も出して，最終的には15～20項目にするようにする。エクスポージャーの階層表は常に未完成なものと考え，治療者と患者が治療の中で新しい項目を追加してゆく。また階層表は患者の回避対象をすべて網羅する必要はなく，代表的なものだけを記載すればよい。

以下はPTSDの患者がよく回避している状況と，現実エクスポージャーの階層表を作成する際の留意点である。

最初のタイプは，患者が危険だと思っている状況である。しかし客観的に被害を受ける危険性があるわけではなく，世の中はどこに行っても危険だと認識している結果として，回避をしているのである。患者は危

険度の高い状況と，比較的危険度の低い状況や安全な状況が区別できない。後者の例としては，暗くなってから安全な道を通る，パーティーに行く，人混み，駐車場などがある。このような状況を患者が怖がるのは，そういう状況にいると被害に遭うか，何か恐ろしいことが起こるに違いないと信じているからである。

　2番目のタイプはトラウマを思い出すきっかけとなる状況である。被害の時と同じ服または似た服を着る，その時と同じ匂いを感じる，その時間こえていたのと同じ音楽を聞く，などである。テレビのニュースを見ることもそうだが，それは自分の体験と似た事件が出てくるかもしれないという恐怖を感じるからである。こういう状況を患者が回避する理由は，それが危険だと考えているからではなく，それがトラウマの被害を思い出すきっかけとなり，苦痛，恐怖感，屈辱感，無力感が喚起されるからである。こういう状況は普通，強いストレスや不安感を喚起する割には客観的にはきわめて安全である。

　3番目のタイプは，不安やストレスの原因というよりは，トラウマ体験以来，落ち込んで興味を失ってしまったので避けてきた状況である。現実エクスポージャーは，こういう患者には特に役に立つ。たとえば，人とのスポーツを再開することや，身体を動かす，クラブ活動，趣味，友達付き合い，教会や礼拝堂，会議出席，友人訪問，自宅に人を食事に招くことなどを，以前は楽しかったのにやめてしまっているかもしれない。このような「行動活性化」の課題は，不安や陰性感情を惹起することがなくても現実エクスポージャーの課題リストに加え，抑うつ，社会的孤立，無為の状態にある患者が，人や世界と再び交渉を持てるようにする。

　現実エクスポージャーの階層表を作るには，まず患者が回避している項目をすべて列挙する。患者が回避の対象を挙げることができなければ，すでに話し合った情報を利用して，始めるようにする。患者がど

ういう状況を回避しているのか分かりにくい時には，トラウマの類型に共通した回避を挙げてみる。たとえば自動車事故のトラウマなら，車に乗ることとか，暴行の被害者なら抱きしめられることなどを挙げ，評価や患者の行動を観察して得た情報や，階層表にある項目を利用する。患者が確認した状況や行為を書き出し，SUDSの点数を付け，現実エクスポージャー用の階層表を作る。セッションの終わりにそのコピーをとって患者に渡し，家で復習してもらう。

トラウマ体験者が回避する典型的な状況のリスト

　トラウマ体験者が回避を起こしがちな苦痛な場面の典型例を以下に示す：
1. 暴行被害の場合，見知らぬ人，とくに加害者と同じ人種[訳注7]または身体的な特徴の見知らぬ人がいる
2. 誰かが近くに立っている，あるいは，急に近づいてくる
3. 誰か（特に見知らぬ人）が身体に触れる
4. トラウマとなった状況とよく似た活動を行う（例：交通事故の被害者にとっては車の運転や車に乗ること）
5. 道を歩いたり，屋外に出たりする
6. 家に1人でいる（日中または夜）
7. 夜，1人でどこかに出かける
8. 混んだショッピングモールや店にいる
9. 見知らぬ人に話しかける
10. 車を運転する，停止信号で一時停止をする
11. 駐車場にいる
12. エレベーターに乗ったり，小さな閉鎖空間にいる

［訳注7］　本書が米国で書かれたものであることに留意。白人，アジア系，ヒスパニック，アフリカ系などの，外見的に区別できる人種を指す。

13. 新聞で同じような出来事の記事を読む，またはテレビで同じような出来事を見聞きする
14. トラウマについて誰かに話す
15. トラウマとなった出来事を思い出させる映画を見る（たとえば，戦闘映画，暴行シーン）
16. トラウマとなった出来事が起きた現場付近に行く
17. 電車やバスに乗る
18. 大切な人と抱き合ったり，キスをしたりする
19. 性的な身体接触をする
20. トラウマとなった出来事を受けたときに聞いていた歌や，その頃に流行していた歌を聞く
21. TVでニュースを見る
22. 化粧やおしゃれをする
23. 暴力シーンを含む映画を見に行く
24. 体操教室に入る

不安階層表を作成する時の安全性の配慮

　現実エクスポージャーの課題には，客観的に見て安全で危険の少ない状況を選ぶことが大切である。現実エクスポージャーの練習は安全性を考慮し，患者の日常生活の状況に適合するように，患者と治療者が相談をして選ぶ必要がある。もし治療者が，患者が避けている場所や活動や状況のことが具体的によく分からなければ，患者の友人が，その状況で普通はどのように行動しているのかを聞いてみればよい。たとえば，患者の住む地域では，女性が1人で出歩くことが本当に安全なのだろうかと疑問に思ったなら，「あなたの知っている他の女性はそうしていますか？　近所の女性たちは1人で外を歩いていますか，何時頃までそうしていますか？」と聞く。

〔例〕 刺傷事件の女性被害者の不安階層表

項　目	SUDS (第2回)	SUDS (第9回)	SUDS (第12回)
1. 親友と一緒に食事に行く	25	5	15
2. 友達と一緒にショッピングモールに行く	30	5	5
3. 息子と一緒に食料品店に行く	30	0	0
4. 1人で食料品店に行く	35	5	5
5. 1人でショッピングモールに行く	35	10	5
6. 誰か他の人がナイフを使用しているのを見る	45	5	5
7. 台所以外でナイフを見る	45	0	10
8. 人を刺すシーンが含まれている映画を見る	50	15	15
9. 女性の友達と一緒にクラブに行く	50	10	0
10. 男性の友達の家にいく，または映画を見る	50	25	25
11. 寝室でナイフを見る	60	15	5
12. 身体の傷跡を見る	70	5	0
13. 友達と一緒に特定のバーに行く	90	40	50

SUDS スケールのための基準点
0 - テレビを見ながら家にいる
25 - 男の人と一緒に公共の場にいる
50 - 男の人と2人きりでいる
100 - 加害者が私を殺そうとしていると私が気がついた時の感じ

　客観的に見て危険であったり，リスクの高い状況を課題に使うべきではない[訳注8]。たとえばドラッグが売られているとされる地域や，犯罪が常時起こっているような公園を1人で歩くように言うべきではない。そのかわりに，安全な状態で不安を引き起こすような要素を含むエクスポージャーを計画する必要がある。たとえば，公共の公園を誰か他の人

[訳注8]　患者が失敗した時に危険が生じるような課題も避ける。

〔例〕男性退役軍人の不安階層表

項　目	SUDS (第2回)	SUDS (第9回)	SUDS (第12回)
1. 他の退役軍人に会う	25	25	0
2. 陸軍基地を訪れる	50	25	20
3. 戦友に会う	50	10	5
4. 戦争アクション映画を見る	75	25	25
5. 友達に電話をし，自分が退役した理由を説明する	75	0	0
6. ビーチに行く	75	5	0
7. 予約のために退役軍人病院にいる	80	0	0
8. 戦闘用ブーツを履く	90	0	0
9. 妻と一緒に戦争について話す	90	100	45
10. 船旅をする	100	0	0
11. 戦争の記念品を調べる	100	0	10
12. 他の退役軍人と戦争経験について話し合う	100	25	25

SUDSスケールのための基準点
　0－ベッドに横になる，読書をする，テレビを見る
　25－請求書を払う，金が足らなくなる
　50－妻と口論する
　75－仕事を失う
100－災害や暴行に巻き込まれる

と一緒に歩くとか，町の中のより安全な地域を患者に1人で歩いてもらうことができる。患者と話し合った後でも，活動の客観的な安全性に関して疑いがあれば，その活動は先に延ばしたほうがよい。
　以下は安全性について考慮を要する状況の例である。

1）症例1：安全性への配慮
　ベティーは物騒なスラム街に住んでいる。夕方，自分のアパートを出る

〔例〕性的虐待を受けた女性の不安階層表

項　目	SUDS (第2回)	SUDS (第8回)	SUDS (第13回)
1. 祖父（加害者）に手紙を書く	50	25	
2. 母に手紙を書く	50	10	
3. パートナーを自分から性交渉に誘う	30	5	
4. 駐車している時，車のドアに鍵をかける	40	0	
5. ドアに鍵をかけずに寝室で寝る	50	5	
6. 母親の家族を訪れる	50	35	20
7. 恋人の誘いに応じる	60	5	
8. ドアを開けて寝室で寝る	70	5	
9. 友達と一緒に街を歩く	70	40	0
10. 後ろに人がいる状態で座る	75	15	0
11. 教室の最前列に座る	80	40	30
12. 町を1人で歩く	85	50	30
13. 父親の家族を訪問する	85	40	10
14. 虐待について母親と話をする	95	20	

SUDS スケールのための基準点
 0 − 家で座っている，クロスステッチをする，テレビを見る
 50 − 自分の車が尾行された時
 100 − 虐待

時は，誰かの付き添いが必要である。危険に巻き込まれる可能性があったので，治療者は，ベティーと一緒に，現実エクスポージャーの宿題を行っている間に付き添うことができる支援者のリストを作成した。

2）症例2：安全性への配慮
ベロニカは職場付近の公共駐車場でレイプされた。その結果，自分が

利用できる唯一の駐車場を使用することが怖くなったので，彼女は仕事に行けなくなった。職場に復帰し，駐車場を利用するために，現実エクスポージャーの課題に駐車場を訪れる宿題が組み込まれた。駐車場は犯罪の多い場所にあるので，ベロニカが再被害に遭う危険性を減らすために，夕方出発する時は，駐車場の警備員に付き添ってもらうように取り決めておくことにした。

現実エクスポージャーの宿題（5分）

治療者のための情報

現実エクスポージャーは，中等度のSUDSレベル（SUDS = 40か50）の状況から開始し，徐々により苦痛を伴う状況（SUDS = 100）へと練習を進める。現実エクスポージャーの最中には，30〜45分，あるいは不安が十分に低下するまで，その場面に居続けるように指導する。SUDSが最低50％低下するまでとどまることが目標であることを強調する。エクスポージャーを終了する時，患者が不安を感じないことが望ましい。時間帯や同伴者などの調整によって，エクスポージャーで喚起される不安を適度なレベルにすることができる。たとえばマーサの場合，ショッピングモールに1人で行く場合はSUDSレベル85だが，母親と一緒に行けば60であった。そこで，マーサは初め，母親と一緒にショッピングモールへ行き，次に1人で行くようにして階層表の課題を進めた。

2番目はブライアンの例で，彼は患者から暴行を受けた医師である。ブライアンは，男性患者の診察をしている間SUDSが100であると言っていたが，診察の間に他の人がいればSUDSは60に減った。

治療の初期に成功体験を持つことができるように最大限の配慮をすることが重要であり，そのためには最初の2，3回の現実エクスポージャーの課題は注意深く選ぶ必要がある。患者に初めて現実エクスポージャー

の宿題を出す時には，患者がある程度の不安の減少を感じられて，うまくやり遂げられる可能性の高い2，3の状況を選ぶようにする。困難ではあっても必要があれば直面できているような状況でもよい。最初に成功すれば患者は自信を抱き，現実エクスポージャーが自分のためになると思って続けようという気持ちになる。

もし患者が治療の前に，自然に生じた現実エクスポージャーを体験してうまくいったことがあれば，その体験について話し合うことも自信につながるであろう（例：自転車に乗ることができるようになった，暗いところでも落ち着いていられるようになった，集団の中で話ができた，など）。これらの例を患者に指摘することによって，自分はすでに現実エクスポージャーを成功させたことがあると思えるようになる。

現実エクスポージャーの宿題の提示

それでは，現実エクスポージャーの宿題を設定する前に，簡単にその原理を振り返りましょう。現実エクスポージャーの目標は，トラウマ体験を思い出させる状況にいることができるようになることですが，その途中で不安になりすぎたり，生活の妨げになるようなことはしません。この治療では，不安な状況や，そこを避けたいと思う状況に直面してもらいます。効果を挙げるためには，何度も現実エクスポージャーの練習を行い，毎回，長い時間行うことが必要です。

不安階層表のリストを患者と一緒に見直して，どの場面への直面を宿題にするのかを決定する。宿題は1つよりもむしろ多めに，2つ以上の状況を設定するのがよい[訳注9]。

[訳注9] 課題が実行できない事情が生じたり，その課題に不安を感じなくなった場合の予備のため。

SUDS が 40 〜 50 程度の状況から始めるのがよい。患者が強い不安を感じており，現実エクスポージャーの宿題を避けようとしている時には，エクスポージャーが成功する可能性を最大にするために，もっと低いレベル（SUDS が 25 〜 30 の範囲）から始めてもよい。治療の終結までには，不安階層表のすべての場面について，複数回の練習を行うようにする。

　マニュアルに従って患者に現実エクスポージャーについて教示をする。練習する場面が決定したら，患者に実際のやり方について説明する：

　たとえばショッピングモールで練習してみると，初めのうちは不安になって心臓がどきどきしたり，手に汗をかいたり，気を失いそうになるでしょう。すぐにその場を立ち去りたいと思うかもしれません。でも恐怖を克服するためには，不安が減るまでその場にとどまって，起こるのではないかと怖がっていたこと（たとえば襲われてしまうとか，または「身体がばらばらになってしまう」とか）は実際には起こらなかったと納得することが大切です。不安がかなり減るか，少なくとも 50％減少すれば，そのエクスポージャーを終わりにして次の課題を新しく始めることができます。ところが不安なままでその場を立ち去ったとしたら，やっぱりその場面はとても危険だったと思い続けるでしょうし，これからもずっと不安なままで，何か恐ろしいことが起こるに違いないと自分に言い聞かせるでしょう。そして次にその場面に出くわした時，あなたはまたひどく不安になってしまいます。

　これに対して，あなたがその場面にとどまって，本当はそこには危険がないことに気がつけば，不安は治まり，結果として怖い思いをしないでその場面に立ち向かえるようになります。階層表のそれぞれの状況について練習を重ねれば重ねるほど，そういう場面での不安はなくなっていきます。その結果，今，その場面について感じている苦しさも和らぎ，人を避けたいという気持ちがこみあげてくることも減ってきます。

現実エクスポージャーの記録用紙に SUDS を記入するように患者に説明する。SUDS は現実エクスポージャーの前後のレベルと不安のピーク，すなわち最高時のレベルも記録することを説明する。

　不安階層表のコピーを取り，宿題と一緒に患者に渡す。

宿　題（10分）

- ☞　毎日呼吸法の練習を続けるように患者に指導する。
- ☞　1週間に何回か『よく見られるトラウマ反応』のプリントを読むように言う。患者にとって大切な人にも見てもらうようにする。
- ☞　家で不安階層表を見直し，さらに他の場面を付け加えてもらう。
- ☞　患者に『段階的な現実エクスポージャーのモデル』のプリントを見直してもらう。
- ☞　患者に現実エクスポージャーの課題を始めるように指導する。
- ☞　セッション全体のテープを1回聞いてもらう。

第5章
セッション3

準備するもの

・セッションを録音するためのテープ2本
・治療者用想像エクスポージャーの記録用紙
・想像エクスポージャー宿題記録用紙
・現実エクスポージャーの宿題記録用紙

セッションの概要

・宿題の振り返り（10〜15分）
・その日のセッションの予定の説明（3分）
・想像エクスポージャーの治療原理の説明（10〜15分）
・想像エクスポージャーの施行（45〜60分）
・想像エクスポージャーの処理（15〜20分）
・宿題の割り付け（5分）

宿題の振り返り（10〜15分）

　前回の面接で出した宿題を患者と一緒に振り返る。現実エクスポージャーの宿題の記録用紙を患者と一緒に見ながら，SUDS の変化のパターンや馴化の徴候を見逃さないように注意しつつ，宿題の振り返りに十分に時間をとる。患者がエクスポージャーからどのようなことを学び，どのような効果があったと思っているかをたずねる。また，患者の努力を十分に賞賛する。患者が呼吸再調整法をどれくらい実施したのか，手渡した『よく見られるトラウマ反応』のプリントを何回読んだのか，この1週間にそれらがどの程度役に立ったのかをたずねる。セッションを録音したテープを聞いた時の反応について話し合う。

　もし患者が宿題を行うことができなかった場合は，その理由をたずね，後で宿題を出す時に，どうしたら宿題を実行できるかについてまた話し合うことを伝える。

セッションの予定の説明（3分）

　患者にその日のセッションの予定を以下のように説明する。

　前回のセッションで，どうしてこの治療法では，不安になったり混乱したりする状況に向き合ってもらうのかということについて話しましたね。今日のセッションでは，トラウマ記憶に向き合うことが PTSD 症状を克服するのにどのように役立つかということについて詳しく説明していきます。それから 45 分〜1 時間くらいの間，トラウマとなった出来事に立ち戻り，そのことを詳しく話していただきます。その後で，私と一緒にその体験を整理[訳注10]していきます。トラウマについてあなたの考えや感情を話し合います。セッションの終わりに，現実

エクスポージャーと想像エクスポージャーの宿題について時間を取って話し合うことにします。

治療者のための情報

　想像エクスポージャー，つまり想像の中でトラウマに立ち戻る際には，患者はトラウマ記憶を視覚化し，情動と結びつけながら現在形ではっきりとした声で語らなくてはならない。ただし，これは治療者と患者との会話ではない。標準的な手続きは次のとおりである。

- 出来事，考え，情動，感覚的体験といった，トラウマ記憶のすべての主要な場面に患者が近づけるようにする。
- トラウマ記憶の情動的な側面に関わるように促す。
- 治療者からの指示と促しがあまりなくても患者が自分の言葉で記憶を語れるようにする。

　初めてトラウマ記憶を想起して語る時には，トラウマ記憶に徐々に近づくようにさせる。一般論として，患者がトラウマ体験を詳細に語る時には，治療者は指示的になり過ぎないようにする。患者が自分の力でトラウマを思い出し，自分自身が感情をコントロールしていると感じることが重要である。そのためには，患者自身のペースで記憶に近づけるように，落ち着いて支持的な態度で接することが必要である。

　患者は，トラウマ記憶を十分に情動と結びつけて語りたがらないことがある。そのような時には，恐ろしいイメージには徐々に直面すればよいということを伝える。たとえば，1回目と2回目の想像エクスポージャーのセッションでは，トラウマ体験をどの程度詳細に語るかは患者に任せるべきである。

[訳注10]　原語では process であり，通常は処理と訳しているが，患者への説明であるので平易な言葉に置き換えた。処理の内容については後述（p.96）。

それ以降の想像エクスポージャーでは，患者は出来事についてより詳細に話しながらトラウマの最中に生じた情動，認知および生理学的反応を探るように促される。

長期間あるいは複数のトラウマ

　長期間の持続的なトラウマ（例：一定期間続いた拷問，数日間にわたる拉致），あるいは複数回のトラウマ（例：度重なる暴行，繰り返される児童期の性的虐待，複数回の戦闘）を持つ患者については，トラウマ記憶のうち，どの場面を想像エクスポージャーで焦点化して取り扱うかを決める必要がある。通常は，現在最も侵入的で苦しい記憶を選ぶようにする。どの場面に焦点をあてるかは，最初のセッションでトラウマについてたずねる時から，3回目のセッションの想像エクスポージャーを始める前までに検討しておく。もし，どの場面を選んだらよいか分からない時には，侵入的な想起やフラッシュバックや悪夢の中で最も困っている記憶についてたずねる。

　ほとんどの場合において，最もつらい記憶がうまく処理されるとそれ以外の記憶にも効果が及び，つらさが軽減される。患者が「最悪の」記憶をうまく扱えるかどうか自信が持てない場合には，うまく扱えそうな記憶を最初に選んでもらう。その記憶が強い不安を引き起こさなくなってから，最もつらい記憶を取り扱うようにすればよい。時には苦痛な記憶を処理した後でも，別のトラウマ体験が強い苦痛を生じ続けることがある。このような時には，最初の記憶の苦痛が軽減された後で，その記憶を想像エクスポージャーで取りあげる。想像エクスポージャーの実施については，後の章でより詳しく述べることにする。

処　理

　トラウマ記憶に想像の中で立ち戻った後，約15〜20分間，治療者は患者と一緒にその体験を処理（process）する。処理というのは，簡単

に説明すると，トラウマ記憶に立ち戻った時に起こった反応や，トラウマに関する感情や考え，また患者にとってトラウマがどういうものであったかを患者に話してもらうことである。想像エクスポージャーでトラウマ記憶に立ち戻った直後というのは，新しいことを学習する絶好の機会である。想像エクスポージャー（あるいは現実エクスポージャー）を行うことで患者が新しい洞察を得るのは普通のことである。その洞察を詳しく話してもらい，内容を押し広げることによって，最初は漠然としていた洞察が明瞭になり，非現実的な見方や予測が考え直され，修正されるようになる。この処理を行うための指針は後述する。

　患者の苦痛や不安が高いままで面接室から帰してはならない。治療面接では，セッションの最後には患者の苦痛のレベルが下がっているように，十分に時間をかけて患者に対応する必要がある。想像エクスポージャーの後で患者の苦痛が軽快しない場合には，呼吸再調整法を行うことも有効である。また患者には，エクスポージャー法を行うと，特に初めのうちは一時的に気分が悪くなるが，その後では改善することを伝えておく。そしてまた，トラウマ記憶を思い出して詳しく語る間に不安や苦痛を感じることがあるが，それはつらい記憶の情動が処理されているためであり，「回復の始まり」であることも説明する。最初のうち，患者が想像エクスポージャーに対する自分の反応に強い不安を抱いている場合には，誰かに付き添ってもらって治療に通うのもよい。

想像エクスポージャーの治療原理（15分）

患者への説明
　患者にエクスポージャー法の治療原理を以下のように説明する。

　今日の面接では，主にトラウマとなった出来事（実際のトラウマ被害を示す言葉を使う。あるいは，患者が自分で使っているそのトラウマ

の呼び名を使う。たとえば「くるまの事故」など）の記憶に立ち戻っていただきます。この体験が何だったのか，どんな意味があったのかを考えることはなかなかできませんよね。トラウマというのは大変恐ろしく，つらい体験ですから，あなたがその嫌な記憶を押しのけたり，避けたりするのは当然のことです。あなたは，「もう考えないようにしよう」とか，「時間が経てば癒やされる」とか，「そのことは忘れなくちゃ」などと，自分に言い聞かせていませんか。他の人たちも，あなたにそうしなさいと言ってくることがありますよね。友達や家族やパートナーは，トラウマのことについて聞くのを嫌がるかもしれません。そんなことを考えると余計にトラウマについて話さなくなってきますよね。けれども，すでにお分かりのように，トラウマについての考えをどんなに押しのけようとしても，その記憶はまたやってきて，つらい思いやその時の感情や悪夢がフラッシュバックとなってきてあなたを悩ませます。このような再体験症状はトラウマがまだ『きちんと処理されていない』しるしなのです。

　強力なイメージや記憶を頭から追い払うのは，不可能でないにしても困難である，それよりはそのイメージと記憶に意識の焦点をあてることが役に立つということを説明する。

　ある考えをどんなに頭から追い払おうと頑張ってみても，かえってその考えが強くなってしまうということをお示しします。
　次の10秒間，思い浮かぶことを何でもいいので考えて下さい。ただし，ひとつのことを除いて。何を考えても結構ですが，ただ，私の頭の上にピンクの象が浮かんでいるっていうことだけは考えないで下さい。（数秒間待って）今，何を考えていますか？　ピンクの象のことを考えていますよね。

トラウマ記憶を処理することが非常に困難であるが，重要だということを説明する隠喩をいくつか以下に示す。すべて使用する必要はない。治療者が最も意味があると思えるものを選べばよい。

　トラウマ記憶を処理することはどうしてそんなに重要なのでしょうか。例をあげて考えてみましょう[訳注11]。

1）消化しきれないほどたくさんの物（あるいは悪くなった食べ物）を食べてしまい，今，お腹が痛くて吐き気がして，大変な思いをしていると考えてみて下さい。こういう大変な思いは，あなたが食べたものを消化するまで続くでしょう。けれども，一旦消化されてしまえば，随分楽になったと感じるのではないでしょうか。フラッシュバックとか，悪夢やつらい考えが繰り返し起こるのは，あなたがトラウマ記憶をうまく処理しきれなかったためです。今日からは，重苦しい記憶を治療の中で消化したり，処理していこうと思います。そして，もう悩まされることがないようにしていきましょう。

　トラウマ記憶を消化，あるいは処理するのがなぜ難しいのかということを説明するには次のような言い方もある。

2）あなたの記憶がとても精巧にできているファイル・キャビネットのようなものであると想像してみて下さい。過去の体験は各々適切な引き出しにファイルされます。このように，あなたは自分の体験を整理することができます。たとえば，あなたがレストランに食事に行くたびに，そのレストランの情報の入っているファイルを開くとします。そうすればレストランでどんなことが起こるか分かりますし，また，どのようにレストランで振舞ったらいいか，そして，

[訳注11]　以下に挙げられている例えは，治療者が自分で作ってもよい。

どんな食事が出てくるかを思い出します。しかし，トラウマにはファイルがありません。何が起こるかを正確に知っているレストランと違って（あなたはテーブルに着き，メニューが運ばれ，食物を選び，請求書を受け取って支払います），トラウマというのは予測不可能なものだからです。たとえば，何度も交通事故に遭ったのにケガをしなかったとしても，次の事故ではどうなるか分かりません。このように，ひとつひとつのトラウマはすべて違っているので，それを処理するのが大変なのです。トラウマから回復するということは，ある意味で，それを長期記憶にファイルして整理し，あなたが前向きのきちんとした人生を送れるようにするということなのです。

患者によっては，これまでもトラウマのことが頭から離れたことはなかったので，今さら何度もトラウマに立ち戻って話したとしても，果たして役に立つのか分からないという疑問を持っているかもしれない。その場合には次のような例を使って説明するのがよい。

たとえばトラウマが，段落やページや章に分かれている本のようなものとして，脳に記録されていると考えてみて下さい。どのような本でもそうですが，トラウマの出来事の本も，始めと，中間と，終わりのある物語になっています。トラウマが起こってからというもの，あなたはトラウマのことを考えるのを避けようとしてきたので，その本を初めから終わりまで通して読んだことがありません。フラッシュバックが起こると，いつもその本の中の，フラッシュバックについて書いてあるページが開かれるのですが，その部分を読むのはつらくて苦しいのです。それであなたは，「こんな本は嫌いだ」と言って何とか本を閉じようとします。次にまたフラッシュバックが起こるか，トラウマのことを考えた時にも，同じことが繰り返されます。このようにし

てあなたは，今まで，本に書いてある内容をきちんと読まないでいたのです。想像エクスポージャーでは，私たちは最初から終わりまで一緒にその本を読んでいきます。そうすれば，この体験が何だったのか，どんな意味があったのかを，現在の視点から振り返って見直すことができるでしょう。トラウマが起こった時，あなたはとても恐かったと思いますが，その時とは違った見方ができるようになるかもしれません。

トラウマ記憶を処理したり消化することがどうして難しいのかを説明した後で，治療原理に立ち戻って，想像エクスポージャーを繰り返すことがその記憶の処理にとっていかに効果的であるかを説明する。

つらい記憶に立ち戻り，繰り返し詳しく話すことで記憶が処理されると，どうしてPTSD症状が良くなっていくのか，これからお話ししましょう。
第一に，何度もその記憶を繰り返し語ることは，記憶を整理することになり，トラウマの最中やその後に何が起こったのかについて，新しい視点を見つけるのに役立ちます。
第二に，繰り返しトラウマの記憶に立ち戻ることは，トラウマを「思い出す」ことと「再びトラウマの被害に遭う」ことの区別をするのに役立ちます。PTSDになった多くの人は，トラウマについて考えたり話したりする時に，まるでその被害が再び起こっているかのように感じます。あなたもそう感じることがありませんか。

患者の体験について簡単に話し合う。

思い出すことと，再びトラウマの被害に遭うこととが混同されているために，PTSDになった人はトラウマのことを考える時，とても不安

で苦しくなるのです。私たちは危険なものに出会うと恐いと思いますね。でも2年か3年前に起こったトラウマの出来事を思い出すのは危険なことではありません。ところが思い出している時に，もう1度トラウマを経験しているように感じてしまうと，とても不安になりますね。トラウマ記憶に繰り返し立ち戻って鮮明に思い出すことで，現実（思い出すこと）と過去（トラウマとなった被害を実際に受けたこと）を区別できるようになります。そうすると，トラウマを思い出しても，苦痛や不安が起こらなくなっていきます。

第三に，30〜45分くらいかけて，トラウマ記憶を想像エクスポージャーで繰り返すことによって，不安は減っていきます。専門用語では，それを馴化（慣れ）と呼んでいます。1度馴化が起こると，記憶にふたをせずにその中にとどまっていても，不安が＜永遠に＞続くものではないということが分かってきます。

第四に，想像の中で記憶に戻って思い出すことを繰り返すと，実際にトラウマとなった出来事とそれに似た出来事との違いが分かるようになります。するとトラウマの出来事に似ているけれども本当は安全なことまで，恐いと思ってしまうような反応が減っていきます。たとえばレイプの被害を受けた人は，加害者を思い出させる男性に対して似たような恐怖反応を起こすかもしれません。この時に，特定の加害者（たとえば，加害者の青い目）を繰り返しイメージすることで，その男を他の男性と区別できるようになり，そうすると，一般の男性に対しては同様の恐怖反応が起こらなくなります〔重要：いかに想像エクスポージャーが恐怖の汎化（generalization）を減少させるかを示すために，患者自身のトラウマから例を用いて説明する〕。

最後に，記憶を何度も詳しく話すと，自分には記憶をコントロールする力があり，実際にコントロールができるのだ，という自信が持てるようになります。恐いという気持ちから逃げるのではなく，それを知った上でコントロールできるようになると，だんだん自分に対して良い

感情を持つようになります。トラウマについて考えたい時は思い出し，そうでない時には思い出さないということができるようになるのです。何をして何をしないかという行動を決めるのは，トラウマの記憶ではありません。あなた自身がその記憶をコントロールするようになるのです。

●患者のためのまとめ：
この治療の目標は，何度もトラウマに立ち戻って詳しく話をすることで，普通にトラウマのことを考えたり，話したり，またトラウマを思い出させるものを見たりできるようになることです。今は，そういうことをすると強い不安が起こって生活に支障をきたしていますが，それがなくなるのです。トラウマに関する記憶が不安を生み，逃げたい気持ちを生み出しているのですが，この治療では，そういう記憶に対して目をそむけずに向き合うことが必要となります。それがうまくいくように，毎回，十分に時間をとって何度も繰り返したいと思います。始める前に，今私が話したことについて何かご質問はありませんか。

想像エクスポージャーの治療原理は，次の5つの事柄に要約される。
1. 記憶を処理し，整理すること
2. トラウマの出来事を「思い出す」ことと，「再びトラウマとなるような被害を受けること」の区別を促進すること
3. 馴化を促進すること
4. トラウマとなった出来事とそれに類似する出来事とを区別させること
5. 自己制御とコントロールの感覚を強化すること

想像エクスポージャーの実施（45〜60分）

患者への説明

　想像エクスポージャーの手続きについて患者に説明する。一般に患者は，これから嫌なことが起こりそうだと思って不安に思っていることが多い。そこで以下のように説明をして患者を安心させる。

　これからトラウマの記憶を呼び戻していただきます。トラウマとなった出来事が実際に起こる少し前の場面から始めていただくと，イメージの中に入り，イメージにつながりやすくなります。状況が悪くなったり，恐いことになる何分か前のところから始めて下さい。そして，危険がなくなるか，あなたがその場を離れるところまでのトラウマの出来事を，通して語って下さい（**重要**：初めと終わりの場面を患者と一緒に特定した後で，治療を進めていくこと）。

　気が散らないように，目を閉じていただきます。そして，つらい記憶をできるだけ鮮明に思い出して心の中に思い描いて下さい。私たちはそのことを「トラウマの記憶に立ち戻る」と呼んでいます。体験した出来事は今ここで起こっているように現在形で話して下さい。そして，トラウマの最中に何が起こっているのか，できるだけ詳しく，声に出して語って下さい。不快な気持ちになったり，逃げ出したくなったり，イメージをやめてしまいたくなったら，そこにとどまれるように私がお手伝いします。それから，あなたがトラウマを思い出している間に時々，不安の程度を0〜100までのSUDSを使ってお聞きします。その時は，想像するのをやめずに，今日ここで，この椅子に座って，あなたがどのように感じているか，心に浮かんだ最初の数字を素早く答えるようにして下さい。なるべく長い時間，想像エクスポージャー

を続けることが重要ですから，あなたがトラウマ記憶を語り終わったら，休憩をはさまないで，初めからもう1度続けて語ってもらいます。今日のセッションで何回かやっていただきますが，何回になるかは，あなたが記憶を語るのにかかる時間によって変わってきます。大切なのは，たとえつらい記憶であっても押しのけないことです。たとえ嫌な記憶でも，記憶は危険ではないことを覚えていて下さい。想像エクスポージャーの間，私はあまり口をはさまないようにしますが，後でこの体験についてお話しする時間を作りましょう。始める前に何かご質問はありますか。

　患者の質問には全部答えなくてはならないが，想像エクスポージャーを前にして患者の不安は高まっていくので，なるべく早く開始した方がよい。45〜60分間，中断を入れずにトラウマ記憶を語らせる。1回目が終わったら，患者に「とてもよくできています。それではまた**最初から始めて下さい。あなたは通りを歩いています。そして今，何が起こっていますか，私に教えて下さい**」という具合に話して，続けてトラウマの記憶を語らせる。

重要：患者が録音したテープを自宅に持ち帰って聞けるように，想像エクスポージャーを始める直前に，セッションのテープを新しいテープに入れ替えてスイッチを入れる。こうすることで，患者が自宅でテープを聞くたびに，トラウマ記憶を語る部分を捜さなくて済む。記憶を語り終えたなら，再度セッション用のテープに戻して処理と宿題の割り当てを録音する。1本のテープはセッションの冒頭と終わりの部分，もう1本は，患者のトラウマ記憶の語りが入っていることになる。

　治療者用の想像エクスポージャー記録用紙を使って，5分ごとに患者のSUDSを記録し，後の話し合いで重要と思われる患者の話や動作を

【治療者用　想像エクスポージャー記録用紙】

患者：＿＿＿＿＿＿＿　治療者：＿＿＿＿＿＿＿　実施日：＿＿＿＿＿

セッション：＿＿＿＿＿＿　エクスポージャー：＿＿＿＿＿＿＿

想像エクスポージャーの状況説明：＿＿＿＿＿＿＿＿＿＿＿＿＿＿＿

_____

_____

_____

開始時間（＿＿＿＿）	SUDS	メモ
はじめ	＿＿＿＿＿	＿＿＿＿＿＿＿＿＿
5分	＿＿＿＿＿	＿＿＿＿＿＿＿＿＿
10分	＿＿＿＿＿	＿＿＿＿＿＿＿＿＿
15分	＿＿＿＿＿	＿＿＿＿＿＿＿＿＿
20分	＿＿＿＿＿	＿＿＿＿＿＿＿＿＿
25分	＿＿＿＿＿	＿＿＿＿＿＿＿＿＿
30分	＿＿＿＿＿	＿＿＿＿＿＿＿＿＿
35分	＿＿＿＿＿	＿＿＿＿＿＿＿＿＿
40分	＿＿＿＿＿	＿＿＿＿＿＿＿＿＿
45分	＿＿＿＿＿	＿＿＿＿＿＿＿＿＿
50分	＿＿＿＿＿	＿＿＿＿＿＿＿＿＿
55分	＿＿＿＿＿	＿＿＿＿＿＿＿＿＿
60分	＿＿＿＿＿	＿＿＿＿＿＿＿＿＿

メモする。記録用紙は，このテキストをコピーしてもよい。45～60分間の想像エクスポージャーが終わったら，患者に目を開けて想像の中での体験を終わるように伝えて，終了する。「はい，それでは，ここで終りにしましょう。とてもよくできていましたよ。やってみてどうでしたか。これからそのことについて話しましょう」

想像エクスポージャーで治療者が用いるコメント

想像エクスポージャーの最中は患者を会話に引き込まないことが大切であるが，ときどき患者を短く励まし，治療者がそこにいることを知らせるのは有用である。

エクスポージャー中に患者を励ます際の例を以下に示す。

1. よくできていますよ。そのイメージから離れないで。
2. とてもいいです。その調子で。
3. よくできています。その気持ちにひたってください。
4. 記憶は危なくありません。本当の出来事じゃありません。それを忘れないで。
5. 本当に大変ですね。よく頑張っていますよ。
6. そのイメージから離れないで。ここは安全です。

想像エクスポージャーでトラウマ記憶の　　処理を促す方法

PE が進むに従って，治療者は患者がトラウマ記憶を語っている間，トラウマが起こった時に患者に生じた思考，感情，身体反応について短く具体的な質問をしながら調べていくようにする。

以下の質問は，想像エクスポージャーの最中に患者が恐怖を喚起する

刺激に目をそむけないで向き合うのを手助けするのに使うとよい。

- 何を感じていますか。
- どんなことを考えていますか。
- どんな匂いがしていますか。
- どんな風に見えますか。
- 身体は何を感じていますか。
- それを身体のどこに感じますか。

メモ：トラウマについて語る中で，患者が自発的にこれらの点に言及しているのなら，あえてこの質問をする必要はない。

　治療が進むに従って，患者の話の中で最も不安に感じている，またはつらいと思っている場面を特定するようにする。私たちはその記憶を「ホットスポット」と呼び，1回のセッションの中でそこだけを患者に繰り返し（6〜12回も）語らせることにしている。その方法は次章で解説する。

　多くの場合，治療の終わりの方のセッションでは，トラウマの想像エクスポージャー時のSUDSは20〜30まで下がるようになり，最後のセッションでは10〜20まで下がるのが普通である。しかし，治療を通じてSUDSを少し高めに評定し続ける患者がいる。その時には，回復の指標となる別の変化に注意を払う必要がある（すなわちPTSDと抑うつの改善，または治療の初期よりも苦痛がかなり少なくなっているなど）。このような場合には，治療者は高いSUDSと，苦痛を表す別の指標との相違について話し合い，必要ならばSUDSの評価を再調整することもある。患者のPTSD症状が大幅に改善しているのに，第9回セッションでまだ70〜80のSUDSレベルを提示しているのなら，たとえば，80というのは，そもそも患者が混雑した商店街を1人で歩くことに割

り付けた評価のレベルだったことを指摘してみる。それに続けて，患者が感じている今の苦痛が，想像エクスポージャーを始めたばかりの頃，混雑した場所に行く時に感じていた苦痛と同じ程度なのかと聞いてみるのである。

想像エクスポージャーの処理 （15 〜 20 分）

特に最初の頃のセッションでは，想像の中でトラウマ記憶に立ち戻って詳しく語ることはつらく大変な作業である。したがって，エクスポージャーでの情動処理を始める時には，このつらい記憶に向き合って語っている患者の勇気を認め，患者が成し遂げたことを誉め，励ますことが重要である。例：「それではここで終わりにしましょう。目を開けて下さい。とてもよくできていましたよ。きちんとできていました」[訳注12]。あるいは，「これをするのはとてもつらかったのではないでしょうか。でも,あなたはよく頑張っていましたね。とても勇気がいったでしょう」あるいは，「大変だったと思いますが，とてもしっかりとできていましたよ」。

想像エクスポージャーがとてもつらく，終わった時に患者が泣いているような場合は，まず患者を落ち着かせ，苦痛を和らげることが必要である。その際に，2, 3分間のゆっくりとした，一定のペースで行う呼吸法を患者に教えるのもよい。一般論として，治療者からの支持のレベルは，患者の必要性と情動の状態を考慮してその都度，調整する。

患者の努力を誉めて励まし（必要な場合は不安に対して治療的対応を行い），その後で，記憶を詳しく語った体験についての処理を行う。患

[訳注12] 「よかった」「よくできた」と誉めても良いが，レイプの加害者がこうした言葉を使っていた可能性に注意すべきである。訳者らは「きちんとできている」「しっかりとできた」という表現を用いるようにしている。

者の気持ちを引き出すような質問をして，想像エクスポージャーを行ってみた感想と印象を自由に話してもらう。たとえば，「話してみて，どうでしたか」「あなたはどう思われましたか」「どんな感じがしましたか」などの質問をしてみる。患者には，できるだけ多く，あるいは，本人が話したいだけ話してもらう。（治療の全経過を通して）処理の時には，想像エクスポージャーによってトラウマ記憶に立ち戻ったという体験それ自体について，患者がどのように知覚し，感じているのかを話し合う。また，患者にとってトラウマとは何だったのか，どのような意味を持っていたのかを明確に位置づけることも重要である。話し合いを通じて，患者の感情，考え，および行動が，トラウマの後で誰にでも起こりうる正常な反応だということが分かるように，また患者が自分の反応と症状を受け入れられるように配慮する。

　苦痛への馴化がセッションの最中や次のセッションまでの間に起こっていることや，それがどのようなパターンをとっているのかについて，処理を通じて患者に気づかせるようにする。「**あなたの不安について，何か気がついたことはありますか**」。想像の中で記憶に立ち戻っている間に患者の不安が減少したら，次のようにコメントする。
「前に話したと思いますが，記憶の中にとどまって，そこにとどまっていれば不安が軽くなることが，お分かりになりましたか」
「今日のセッションの初めの頃と比べてずっと不安が少なくなっていることにお気づきですか。どうしてそうなったのか，ご自分ではどのように思われますか」
（次のセッションで）「この前あなたがこのつらい記憶に直面した時と比べると，今日はずっと不安が少ないように思えますし，SUS のレベルも下がっていますね。この記憶にあなたが目をそむけないで向き合ってきたことで，不安と苦痛が減ってきましたね」
「今でも，前と同じくらい気分が悪くなりますか」

想像エクスポージャーで患者の不安が下がらなかった時は，そういったことは最初の2～3回のセッションではよく起こることであると述べ，馴化が十分に起こらないことも正常なことであると説明し，次のように励ます。
「今日の想像エクスポージャーでは，不安が強かったようですね。それでも，そこにとどまって，自分の感情を感じていましたし，よく頑張って記憶を思い出していました。ご自分ではできると思っていらっしゃらなかったかもしれませんが，しっかりとできていました」
「初めの頃のセッションでは記憶を思い出している時に不安が下がらないことがよくあります。これまでの研究や経験からいうと，たとえセッション中に馴れが起こらなくても，治療の予後には影響はありません。この治療を一緒に続けていくことが大切です」
「きちんとできていましたよ。今回はエクスポージャーが終わっても，あまり苦痛が和らがなかったようですし，SUDSのレベルも高いままでしたね。でも，私たちは課題の重要なところを一緒にやり遂げました。あなたは，記憶に完全に立ち戻って，記憶の中の感情や考えにとてもうまく関わることができていました。それは，トラウマを整理していくためには大切なステップです」

　トラウマの処理の時に，否定的な，役に立たない，不正確な，あるいは非現実的な信念を示すような考えや感情を，患者が自分から述べることは多い。たとえば恋人とその友達からレイプをされた患者が次のように言ったとする。「あの人たちとセックスするのが本当に嫌だと言っていれば，やめてくれたと思う」。そのような場合は，次のような質問をして，その発言が正しいのかどうか，患者と一緒に考え直すことが必要である。
「レイプされたくないことを相手は分からなかっただなんて，そんな風に考えてしまうのは，どうしてなのでしょうね」

あるいは患者の言葉から，物の見方が現実的で適切な方向に変化してきたと分かることがある。たとえば上述の患者は，レイプ被害について語ったテープをセッション中と家で数回聞いた後，次のように言った。「私は，どれだけ自分が彼らに抵抗したのか気がついていませんでした。彼らはもちろん，私がセックスを嫌がっていることを分かっていました」。このような場合には，新しい洞察についてもっと話すように患者を励ます。

「そのことをもっと話して下さいませんか」
「それはすごく重要なことだと思います。今振り返ってみて，レイプの被害に遭っている時のご自分の行動をどう考えていますか」

体験についての見方がこのように重要な変化を始めていることについて，バランスのよい質問を常に心がけながら，さらに詳しく述べてもらうようにする。その際には，患者がどのように考えるべきであるとか，感じるべきであるといった指摘は差し控える。

これ以外に想像エクスポージャー後の処理で取りあげるべき重要なことは，非現実的で行き過ぎた否定的な評価に関する患者の発言である。否定的に評価をされているのは，患者自身，自分以外の人々，この世界，トラウマへの自分の対処能力，トラウマの影響などである。エクスポージャーの最中に出現するこうした否定的な「テーマ」については，その後の処理で十分に話し合う。第1章で詳しく述べたように，慢性的なPTSDの背後にはこうした否定的な認知が存在している。PEで情動を処理することの目的は，新しい情報を取り入れることによって，このようなトラウマ記憶の非現実的で病理的な側面を修正することである。想像および現実エクスポージャーを通じて，世界が必ずしも危険なところではなく，自分はつらい記憶や状況にも上手に対応できることが患者に理解されれば，否定的な認知は修正されるようになる。治療者は処理の際に，こうした点への理解が深まりつつあることを，患者がはっきりと

言葉に出すように促すべきである。

　たとえば想像エクスポージャーの後で，レイプを予想できず，デートの相手がレイプするような人間だとは「分からなかった」といって自分自身を責めている患者に対しては，次のように言う。
「そんなことが起こると思わなかったからといって，ご自分を責めているのですか。では，どうしたら，レイプを予想できたと思いますか」
「襲われることを予期できなかったからといって，ご自分を責めることが役に立つでしょうか。そう責めることで，どれほどあなた自身を傷つけているのでしょう」
「第1回目のセッションで，何がPTSD症状を何年も長びかせるのかについて話したのを覚えていますか。主な原因のひとつは，自分や他の人に対して，トラウマに関連する役に立たない，否定的な信念を持つことでした。もしかすると，あなたにもそのような信念があるのではないでしょうか」

　想像エクスポージャーの処理の要点を以下にまとめる。

■つらい記憶に向き合う患者の勇気と能力を認めて，譽めたり励ましたりすることから始める。
■必要に応じて支持を与え，落ち着かせる。
■今終えたばかりの，想像の中でトラウマ体験に立ち戻るという治療について，患者が考えたり感じたことを話してもらう。
■トラウマの最中とその後の患者の反応や行動が，誰にでも起こりうることを理解させる。
■セッション中または全体を通して，観察された馴化についてコメントする（十分でなかった場合も同様）。
■思い出された記憶についての考えや感情について患者が話し終わったら，治療者は想像エクスポージャーの実行中に気がついたことを患者と

話し合う。例：語られた内容やその時の情動的な反応の中から，治療者にとって特に重要または意味があると思える部分について，質問する。
■治療が進むに従って，患者がPTSDを長引かせる原因となるような考えや信念を持っていることに気がついた場合は，想像エクスポージャー後の処理で，そのことに焦点をあてて話し合う。
■患者の気持ちを引き出すような質問をして，患者が考えていることを自由に話してもらう。トラウマについての患者がどのように考えたり感じるべきであるとか，治療者がどのように思っているのかは伝えないようにする。

処理の際に有用な質問を以下に示す。PEの後半のセッションでは，特に役に立つ。

■そういう風に思い始めたのはいつですか。
■そう考える時，どんな感じがしますか。
■もし，あなたのお嬢さん（姉妹／友人）がそういう風に考えたとしたら，あなたは彼女に何と言いますか。

慢性PTSD患者の場合，出来事が起こっている時点で頭に浮んだ考えよりは，その後の被害の受け止め方によって大きな苦痛が生じることがある。被害の後で生じた考えを明らかにするために，次のような質問をしてみる。

■被害に遭ったことを今，あなたはどのように考えていますか。
■そのことを，自分ではどう思っていますか。

患者のPTSD症状を評価するのに同様の質問をすることもできる。

■どうして今でも PTSD が続いているのでしょう。
■その症状にはどんな意味があるのでしょうか。
■今おっしゃったことは，よく見られるトラウマ反応だとは思いませんか。
■被害の後で誰にでも起こりうる反応だと考えてみたら，どのような気持ちになりますか。

想像エクスポージャーで治療者が経験する可能性のある問題点

　患者の中には感情を表すのが苦手な人もいるし，1度泣き出すと止まらなくなるのではないかと思って，泣くのを恐れる人もいる。コントロールを維持するために，想像エクスポージャーの間，回避行動をとっていることもある。たとえば，激突する直前の向かって来る車や，加害者の顔，武器で脅されているといった，非常に動揺させる記憶が出てくると黙ってしまい，記憶を視覚化するのを避ける患者がいる。反対に（ほとんどいないが）想像の中に深く入りすぎて，圧倒されたりコントロールできないと感じたりする患者もいる。そういった患者には，治療室の中では治療者がいて安全であること，それは記憶であり，今起こっているわけではないことを言葉で話して思い出させる。このような問題を解決するためにどのようにして治療手順を修正すればよいのかについては，第8章で述べる。

症例：想像エクスポージャーの始め方
　以下は，想像エクスポージャーを始めるにあたり，患者の不安を扱う場面の1例である。

　治療者：始める前に何か質問はありますか。
　患者：いいえ。

```
患者名： Mr. B     日付： 9/8/05

教示：想像エクスポージャーのテープを聞く前と後で，SUDS のレベルを 0
　　　〜100 の数字で記録して下さい。(0 はまったく不快感がない状態，100
　　　は不快や不安，パニックが最大になった状態)
テープ： 7 (第 4 回エクスポージャー　ホットスポット)

─────────────────────────────────────────────

日時
              3/2/06, 7pm    3/3/06, 5pm    3/4/06, 4pm    3/5/06, 10am
SUDS（前）      50             50             40             30
SUDS（後）      40             30             35             30
最悪の SUDS     50             55             40             50

─────────────────────────────────────────────

日時
              3/7/06, 7pm    3/8/06, 6pm
SUDS（前）      30             30
SUDS（後）      20             20
最悪の SUDS     50             35
```

図 5.1　退役軍人の想像エクスポージャー宿題記録例

治療者：ご心配な様子に見えますが，いかがですか。
患者：とても恐いのです。この話は警察以外に誰にも話したことがありません。
治療者：今とても恐いと感じていらっしゃるのですね。その気持ちを表すぴったりの言葉があります。それは，予期不安といいます。「馴化(慣れ)」についてお話ししたのを覚えていますか。トラウマを思い出して話すということで，実は楽になっていくのです。でも，そこまで

患者名：　Ms. S　　　日付：　3/1/06

教示：想像エクスポージャーのテープを聞く前と後で，SUDSのレベルを0
〜100の数字で記録して下さい。（0はまったく不快感がない状態，100
は不快や不安，パニックが最大になった状態）

テープ：　1　（第1回エクスポージャー　）

日時

	3/2/06, 7pm	3/3/06, 5pm	3/4/06, 4pm	3/5/06, 10am
SUDS（前）	80	80	70	40
SUDS（後）	70	70	50	60
最悪のSUDS	90	80	75	65

日時

	3/7/06, 7pm	3/8/06, 6pm
SUDS（前）	50	40
SUDS（後）	40	30
最悪のSUDS	60	40

図5.2　レイプ被害者の想像エクスポージャー宿題記録例

到達するには何度も練習を重ねる必要があります。トラウマに立ち戻ることで，最初のうちはとても不安になるかもしれません。実際，楽になってくる前には，今より気分が悪くなることもあります。それは，あなたがトラウマを消化して，処理し始めたからなのです。その処理が進んでいく間，私はずっとここにいてあなたを助けます。そして，回を重ねるに従って楽になっていくということを覚えていて下さい。それではそろそろ始めてみましょうか。心の目を「トラ

ウマが起こった場所と時間」に戻してください。そして，今何が起こっているのか私に話して下さい。

宿　題　(5分)

☞　1日に1回，想像エクスポージャーを録音したテープを聞くように指導する。その際，詳しく話しているところを最初から終わりまで続けて聞けるように，なるべく中断されない時間帯を選んで聞くのが望ましい。座って目を閉じ，テープを聞きながらその場面を思い浮かべるようにする。自宅で想像エクスポージャーを録音したテープを聞く時には，その時の感情に触れながら聞くことが大切だと患者に説明する。患者が自宅で1人になれない場合は，プライバシーを守るためにヘッドフォンを使うことを勧める。しかし，眠れなくなったり悪夢を見たりしないように，就寝前にはテープを聞かないように伝える。また他の人にテープを聞かせないように念を押す。

☞　想像エクスポージャーのテープを聞きながら，SUDSのレベルをワークブックにある想像エクスポージャー宿題記録用紙に書き込んでもらう（図5.1と図5.2の記録例参照）。

☞　次回までにどの現実エクスポージャーを練習するか，患者に選ばせる。患者は現実エクスポージャーの練習を毎日続け，各項目を馴化が起こるまで繰り返し行い，徐々に階層表のSUDSの高いものを行っていく。

☞　セッション全体のテープを1回聞いてもらう。

☞　次回のセッションは早めに来て，自記式の症状評価尺度に記入してもらう。

第6章
中間セッション

準備するもの

- セッションと想像エクスポージャーをそれぞれ録音するためのテープ2本
- 治療者用想像エクスポージャーの記録用紙
- 想像エクスポージャー宿題記録用紙
- 現実エクスポージャー宿題記録用紙
- PTSDと抑うつを測定する自記式の症状評価尺度
  （セッション4, 6, 8, 10など1回おきに実施）

セッションの概要

- 宿題の振り返り（10分）
- 今回のセッションの予定の説明（3分）
- 想像エクスポージャーの施行（30～45分）
- セッション5～セッション9では（または最後のセッションに近づいて

きたら），治療の進み具合に従って「ホットスポット」により強く焦点をあてていく。「ホットスポット」にまつわる不安が十分に下がったら，また記憶の最初から最後までを話してもらう。最後のセッションまでには必ず記憶の全体を話すようにする。
・想像エクスポージャーの処理（15〜20分）
・現実エクスポージャーの話し合い（10〜15分）
・宿題の割り付け（5分）

宿題の振り返り（10分）

　想像エクスポージャーと現実エクスポージャーの宿題をしている間の患者のSUDS得点を確認する。SUDS得点の変化を話し合い，馴化についてコメントする。トラウマについて話したテープとセッション全体のテープを聞いた時のそれぞれの反応をたずねる。想像エクスポージャーと現実エクスポージャーの宿題から，患者が何を学んだかについてもたずねる。患者を誉めて励ます。

注：現実エクスポージャーについての詳しい話し合いは，セッションの冒頭よりは終わりの方の適切なタイミングを選んだ方がよい（たとえば，次の現実エクスポージャーの宿題の割り当ての直前など）。話し合いを終わりの方に持ってくる場合には，セッションの冒頭で，宿題の（SUDS）得点を簡単にチェックし，患者を誉めて勇気づけるだけにしておく。そして，詳しい話し合いは想像エクスポージャーの後で行うことを伝えておく。

　1セッションおきに（たとえばセッション4, 6, 8, 10で）自記式の症状評価尺度を用いて，過去1週間のPTSD症状と抑うつ症状を測定する。その結果についてセッションの初めに患者と一緒に簡単に振り返る。治療の進行に伴う症状の変化についてコメントすることも有益である。

セッションの予定を説明する（3分）

患者に今回のセッションの予定を以下のように説明する。

今日は30～45分間くらいの時間をかけてトラウマの記憶を思い出して話してもらいます。やってみたことについて話し合った後，セッションの残りの時間を使って，今週の現実エクスポージャーの宿題について詳しく話し合って，計画を立てましょう。

想像エクスポージャー（30～45分）

患者への説明

今日もあなたの（患者のトラウマを例示する）の記憶に立ち戻ってもらいます。トラウマについて声に出してお話ししてもらいますが，なるべく時間をかけて話し，あなたが見ていること，聞いていること，感じていることの細かい部分まで焦点をあててください。また，5分ごとに，その時のSUDSをたずねますので，トラウマのイメージから離れないようにして，なるべく早く点数だけを答えてください。この前と同じように目を閉じて，（患者のトラウマを例示する）の時に起きたことをありありと想像してください。ちょうどそれが今起きているかのように，現在形を使って，実際に起きたこと，感じたこと，考えたことについて，話してください。

セッション5以降では以下の説明も加える：
今日は，細かいところまですべてお話ししてみましょう。記憶の中にあることはすべて声に出して言ってください。あなたが話したことを私がどう思うかは，気にしないでください。

想像エクスポージャーは，中断せずに30〜45分間続ける。トラウマを思い出して話す時間の長さやそれを反復する回数は，患者がトラウマに向き合うことに要する時間やSUDSレベルのパターンによって異なる。一般論としては，苦痛のレベルが下がるまで繰り返して話させるのがよい。たとえ1回のセッションの中で馴化が生じなかったとしても，想像エクスポージャーを引き伸ばしすぎて，患者が話したことを処理する時間が足りなくなってはならない。なぜならこのような処理や，宿題についての話し合いによって，患者の苦痛が減少するからである。

　治療の進展に従って（大体セッション5くらいから），「ホットスポット」に焦点をあてるようにする。「ホットスポット」の手順は以下のとおりである。

　患者は想像エクスポージャーの間，記憶を思い出して語ることや情動を表出することに苦しむことがある。もし患者が記憶の特定の部分を扱うことが難しければ，エクスポージャーを始める前に，その記憶に伴う感情を体験したり表現することの困難さについて話し合ってもよい。たとえば，強い情動を表現しにくい患者に対しては，以下のように話してみる。

「これまでの2回のセッションでトラウマの記憶について思い出して話していただきましたが，あなたは感情を表に出すことが難しいようですね。ここではあなたは安全だということを覚えていてください。そして，トラウマの記憶と感情を思い出す時には感情をこめることが大切だということを，もう1度考えてみましょう。そのために何か私がお手伝いできることはありませんか。どうして感情を出しにくいのかについて，何か思い当たることはありませんか？」

　トラウマについての感情を思い出して表現することが難しい患者はアンダー・エンゲージメント（第8章参照）になっている。第8章では，

想像エクスポージャーの手続きを変えることによって，このような患者が情動への関わりを高める方法を説明する。アンダー・エンゲージメントよりは少ないが，患者によってはトラウマを思い出している時にオーバー・エンゲージメント（第8章参照）になる。その時，治療者は情動への関わりを減らさなければならない。この方法も第8章で説明する。

ホットスポットの手続き

　第5もしくは第6セッションで「ホットスポット」を始める。「ホットスポット」では，トラウマ記憶の中で今現在最も苦痛を感じているトラウマの部分に主な焦点をあてることで，トラウマ記憶の情動をより効果的に処理する。想像エクスポージャーのセッションを2,3回行い，それほど苦痛ではない記憶の部分に対して馴化が生じ始めた後で，「ホットスポット」の手続きを説明するのがよい。

　「ホットスポット」の手続きを説明するセッションでは，トラウマ記憶を思い出して話す前に患者に以下のように説明する。

　これまで，トラウマのことを思い出して話す時は，（患者のトラウマを例示する）の記憶の全体を話してきました。私たちが最初に期待した通りに，あなたはとても進歩しましたし，思った通り不安が減っているように思えます。今日は少し違うやり方で想像エクスポージャーをやってみましょう。あなたのように良くなり始めている方に対しては，最も大変だった箇所の情動を処理していけるように，別のやり方を行ってみます。前回のエクスポージャーの中で，あるいはこの1週間想像エクスポージャーのテープを聞いてみて，どの部分に一番動揺したのかを，今からお伺いしたいと思います。今日は記憶の最初から最後まで話してもらうことはしません。そうではなくて，この「ホットスポット」，つまり記憶の中で最も苦痛と思っている部分を，1度

にひとつずつ，その記憶に戻って繰り返し話してもらうようにします。初めにひとつのホットスポットを選んだ後，それだけを何度も何度も繰り返して話していただきます。まるでスローモーションを見ているかのように，何が起こったかを細かいところまで詳しくしっかりと説明してもらいます。何を感じているのか，何を見ているか，何を聞いているのか，そして何を考えているのか，話してください。まるで「すりきれて」しまうまで，または SUDS レベルが十分に下がるまで，繰り返して話していただきます。その部分が完全に処理されたように思えたら，次のホットスポットに移ります。何か分からないこと，お聞きになりたいことはありますか？

　患者が報告したトラウマ体験の中から，現在最も苦痛に感じる部分に基づいてホットスポットを決定し，それらを治療者用記録用紙に記入する。もし治療者がホットスポットだと感じた部分（たとえば，患者がいつも高い SUDS 得点を示していたり，エクスポージャーの中で避けているような部分など）について，患者がそう思っていないのなら，その箇所をホットスポットにすべきかどうか，患者に確認する。

　どのホットスポットからエクスポージャーを始めるのかは，患者に選んでもらう。最初に取り組むホットスポットは，必ずしも最もつらい記憶を選ぶ必要はないが，かといって安易なものを選んではならない。

　想像エクスポージャーでは，十分に処理されるまでそれぞれのホットスポットに焦点をあてるが，処理されたかどうかは，SUDS レベルの減少や患者の行動（身体の動き，表情など）から判断する。ホットスポットには数回のセッションを必要とするが，この回数は，ホットスポットの数や進行状況，宿題としてエクスポージャーのテープを聞いた時間の長さなどによって変動する。時には，大変苦痛な記憶の部分に焦点をあてている時ですら，患者が SUDS を低く報告したり，ほとんど苦痛を感じていないように見えることがある（これらの多くはトラウマ記憶に

対するアンダー・エンゲージメントである)。このような場合には，さらに強くホットスポットに焦点をあてることによって，記憶への情動的関わりが増加し，SUDSレベルも上昇して，その後に馴化が生じさせることができる。

　ホットスポットの作業が終わったら，再びトラウマ記憶の全体をひとつの話として語らせる。この作業は最後のセッションで行う。

　複数のトラウマや，ある特定のトラウマ（児童期の性的虐待や戦争など）を繰り返して体験した患者の場合には，いくつものトラウマ記憶に対して想像エクスポージャーを行う必要がある。この場合，最初の記憶に関する不安や苦痛が十分に減少したことが明らかになるまで，他のトラウマ記憶に移ってはならない。最初のホットスポットで，「最悪の」トラウマ記憶か，もしくは現在最も大きな苦痛や再体験症状の原因となっているトラウマ記憶に焦点をあてて話すようにすると，その記憶の治療効果はしばしば他の記憶へも汎化し，それらの記憶は直接エクスポージャーをしなくとも情動的に処理されるようになる。もちろん，最初のトラウマ記憶の治療が終わった後で，その他に非常に苦痛な記憶が残っているのであれば，それに関していくつかのセッションを行ってもよい。

想像エクスポージャーの処理（15～20分）

　セッション3で詳しく述べたように，患者がトラウマの記憶に立ち戻って思い出し，詳しく話した後で，想像エクスポージャーの処理を行う。治療が進展してトラウマに関する新しい視点や洞察が得られると，エクスポージャーの後の話し合いは，最初に想像エクスポージャーを始めた頃よりも短い時間で済むようになることが多い。しかしトラウマの中の最も恐ろしかった瞬間を患者が特定するにつれて，ホットスポットの中で新しい記憶の断片が出てくることがある。たとえば「もう二度と

生きて両親に会えないと思いました」とか「きっと彼に目を殴られて失明してしまう。生き残っても仕事はできないと思いました」など。処理の実施方法はセッション3に詳しく記載してあるので，そちらを参照されたい。

現実エクスポージャーについての話し合い（10〜15分）

現実エクスポージャーの宿題を割りあてる。治療の進展に従って，現実エクスポージャーの階層表を下から上へ登っていくように患者を指導する。患者は不安や不快な感じが軽くなるまでエクスポージャーを続けなくてはならない。症状が減って自信がついてきたら，できるだけ生活に即した現実エクスポージャーの課題に取り組みながら，自分の生活を取り戻せるように患者を励ます。

宿　題（5分）

☞　呼吸法の練習を続けてもらう。
☞　想像エクスポージャーのテープを毎日聞いてもらう。
☞　現実エクスポージャーの練習を続けてもらう。
☞　セッション全体のテープを1回聞いてもらう。

第7章
最終セッション

準備するもの

・セッション全体を録音するための機材
・セッション2で作成した現実エクスポージャーの階層表

セッションの概要

・宿題の振り返り（10分）
・今回のセッションの予定の説明（3分）
・想像エクスポージャーの実施（20〜30分）
・改善したことについてのまとめと，今後の取り組みについての助言（30分）
・治療の終結：終わりの挨拶（5分）

宿題の振り返り（10分）

　最終セッションは，まず宿題を振り返ることから始める。想像エクスポージャーの最中と，現実エクスポージャーの宿題を実行している時のSUDSについて話し合う。そして，想像エクスポージャーやセッション全体の録音を聞いて，患者にどんな反応が起きたかをたずねる。今週のエクスポージャーの経験からどのようなことを学んだかを聞き，と同時に大変なことをよくやり遂げたことを十分に誉め，その努力を認める。

今回のセッションの予定の説明（3分）

　今回の治療予定は，トラウマ記憶に立ち戻って詳しく話してもらうこと，患者の改善について話し合うこと，治療終結後の取り組みの継続について計画を立てることである。

想像エクスポージャーの実施（20～30分）

　このセッションでは，20～30分間でトラウマ記憶を話してもらう。このセッションで記憶に立ち戻る時には，ホットスポットだけではなく，トラウマ記憶の全体を話すようにする。PEを終えるにあたって，新しく再構成されたすべての記憶を患者が語ることが重要である。患者がエクスポージャーを終えたら，いつものように誉め，積極的な評価を与えながら体験の整理をする。適切な質問によって，想像エクスポージャーの体験がどのように患者を変えてきたかを考えさせることも重要である。たとえば「よくできましたね。今日は記憶について話している時，とても落ち着いて見えましたよ。最初の頃と比べてみると，今日の治療ではどのような感じでしょうか？　今までと比べるとどのように

違っていますか？」。このような話し合いを通じて，これまでの PE の中で患者が何を学んだか，どのように変化し，良くなったのか，そして今後は何に取り組む必要があるかについて振り返る。

治療プログラムと患者の進歩を振り返る（30 分）

治療者のための情報

　最終セッションのこの箇所では，患者の改善について話し合い，それを評価する。治療者は患者が習得したスキルについてまとめ，必要があればさらに別の治療を勧める。患者が治療プログラムの中でやり遂げてきたことを振り返り，積極的に評価をする。もし別の治療を勧めることがなく，今回で治療が終結する場合には，締めくくりの話し合いをする。

　改善したことや学んだこと，そして，この治療で始めた取り組みを今後も続けていけるかどうかについて，対話を通じて患者が自分で気づくようにする。エクスポージャーのスキルを患者が今後の日常生活で使っていくことができるかどうか，治療者は質問をして評価する。脅迫を受けたり大きなストレスがかかった時に症状が悪化する可能性についても知らせておく。この話し合いには大きく 2 つの目的がある。1 つ目は，一時的な PTSD 症状の悪化やストレスが生じても，この治療プログラムの中で学んだ対処スキルを使えば自分で対処できることを，患者に確実に感じてもらうことである。2 つ目は，患者が現在とても元気に生活していたとしても，今後さまざまなライフイベントによって不安やストレス，PTSD 症状が悪化する可能性を認識してもらうことである。そのような場合は病気の再発と考えるのではなく，学んだスキルを練習する機会だと考えてもらうようにする。

治療プログラムで学んだスキルをまとめる

私たちはこの何週間かの間，あなたのPTSD症状に一緒に取り組んできました。今日はあなたがどれだけ進歩してきたかを振り返り，あなたが学んだスキルについて話し合いたいと思います。そして最後に少し時間を取って，治療を締めくくりましょう。私たちはこの何週間か，トラウマ記憶を思い出して詳しく述べることで，あなたがこの事件についての情動を処理できるように取り組んできました。それからあなたは，長い時間をかけて現実エクスポージャーを行い，あなたが今まで避けてきた人々や状況に近づけるように努力してきました。これから，あなたが今どう感じているのか，治療の中で役立ったこと，役立たなかったことは何か，これからどのようなスキルを学ぶ必要があるのか，そしてこれからの治療計画をどうするのかについて話し合いたいと思います。

現実エクスポージャーにおける患者の進歩を振り返る

　初めにセッション2で作成した現実エクスポージャーの階層表を取り出す。それを患者に見せないまま，リストアップされた状況を読み上げ，「今」その状況にいると想像させ，SUDSレベルをたずねる。この数字を一番右の＜最終セッション＞とある欄に記入する。すべて記入したら，患者にシートの2つの欄の数字（セッション2で記入したものと今回のもの）を見せる。ほとんどすべての患者で，階層表の多くの項目でSUDSレベルが大きく下がっているはずである。患者に次のようにたずねる。「この2つの数字をどう思いますか？　どうしてこれほど大きく改善したのでしょう？　どうやってこの不安を減らしてきたのでしょう？」

　リストに挙げられた状況の中で，特に数字が大きく改善したものを取

り上げて話し合い，また SUDS レベルがそれほど下がらなかったものについても話し合う。「この状況に取り組んだ時に，いったい何が起こったのでしょう？」。このような場合は，患者が十分に向き合うことができていなかったことが多い。階層表の中でまだ高い数字をつけている状況について話し合い，治療が終了した後も自分でエクスポージャーを続けるように勧める。これからの2, 3週間でこれらの状況を練習できるよう計画を作る。そうした状況や記憶に対する恐怖が出てきた時に，目をそむけないように患者を勇気づける。患者には，この日新しくつけた SUDS の数字をワークブックの現実エクスポージャー階層表に記入させ，練習を継続することにした課題を書き留めさせる。

このようにして現実エクスポージャーについて詳しく話し合った後で，さらに質問を続けて，患者が治療全体を通じて何を学んだかをまとめていく。そのためにはまず，自記式尺度による PTSD と抑うつの得点が，治療前と現在とでどの程度変化したかを話し合うとよい。この話し合いの目的は，PE の中で患者が何を学んだのか，また何が症状を軽減させ，人生に対する満足感を向上させたのかを具体的に理解させることである。たとえば次のようにたずねてみる。

■あなたはどうして，これだけ変化することができたのだと思いますか？　治療の中で何をしたおかげで，これだけ変化をしたのでしょうか？
■特別な場面での不安や不快感について，何か気がついたことはありますか？
■あなたは何を学びましたか？
■不安や不快感を減らすために何が一番役に立ちましたか？
■まだ心配なことはありますか？　どうすればよいと思っていますか？

もし必要であれば，PE の次に別の治療を紹介することについても話し合う。今すぐその必要がなくても，数カ月の間は治療で学んだスキル

を生活の中で使ってみるように勧め，困難が生じたら治療者に連絡するようにしてもらうとよい。

■あなたはこのプログラムの中でとても進歩しましたね。ご自分が変化したことを，あなたはどう感じていますか？
■このプログラムを始めた時と比べて，今の気持ちはいかがでしょうか？
■一緒に取り組んできたことの中で，何が一番役に立ちましたか？
■あまり役に立たないと思ったものはありますか？
■まだ練習が必要だと思うことはありますか？
　⇨もしある場合には，目標を達成するための計画を立てる。

　最後にPTSDや関連症状が一時的に悪化する可能性も告げておく。たとえばトラウマの「記念日」や，その他の仕事や家庭での困難などの大きなストレス状況に遭遇した場合である。次のように言ってもよい。

「あなたのようにPTSDを乗り越えた人でも，人生の大きなストレスによってまた症状が現れることは珍しくありません。結婚，出産，就職などのおめでたい時にも起こることがあります。このような可能性を前もって理解し，そして，このプログラムで学んだ方法を使って乗り越えていくことが大切です。これから2カ月後に突然，トラウマについての侵入的な考えや悪夢が出てくるようになったらどうすればよいでしょうか？」
「もし何かのはずみでトラウマのことを強く思い出してしまい，外出するのがまた怖くなったとしたら，どうすればよいでしょう？」
「人生の中でつらい目に遭って，恐怖を感じたり，自信をなくした時は，どうしたらよいと思いますか？」

　もし患者が，PTSD以外の問題についてもあなたの治療を受けてきたのであれば，まだ治療を必要とする問題についても話し合う。その結

果，同じ治療者が別の問題についての治療を続けてもよい。

治療の終結：終わりの挨拶（5分）

　PEによって治療をすることは患者にも治療者にも非常に強い情動を引き起こすので，患者が治療を終えたくないと感じても驚くにはあたらない。治療の終結には十分に時間をかける。多くの患者にとっては，今一緒に行っている取り組みが比較的短期間のものであることを治療中に何度も確認しておくことが役に立つ。時には別の問題やテーマについて，しばらく患者とのセッションを継続することもある。しかし，もしこの時点で治療を終結するのであれば，十分な時間を取って患者に言葉をかけ，治療を締めくくる。たとえば次のように言葉をかける。

「大変な治療でしたが，よくがんばりました。あなたと取り組むことができて本当によかったと思います」
「この数週間は大変でしたね。でも勇気を出して粘り強くがんばり続けたかいがありましたね」
「このプログラムであまり改善しなかったのでがっかりしているのですね。でも，そういう気持ちをおっしゃった後で，時間が経つにつれて良くなっていく人も多いのですよ」
「この治療で何が起こったのかを整理したり消化したりするのには時間がかかります。時間が経つにつれて，もっと良くなったと感じると思います。そのためにも，あなたが学んだスキルや技術を使い続けてください」
「このプログラムをやり遂げるのはすごく難しかったと思います。この治療をもうやめたいと思った時もありましたね。でも，勇気を出してプログラムに取り組んだおかげで，すごく重要な進歩がありました」

結　論

　PTSD の患者を治療することは，治療者にとって大変にやりがいのある経験である。PE などの効果的な PTSD の治療法を習得することによって，精神医療の専門家は慢性 PTSD 患者の破綻した生活を短期間のうちに改善へと導くことができる。しかし PTSD 症状そのものや併存疾患のために治療に集中できなかったり，十分に改善できない人もいる。PTSD 患者が治療に定期的に通えなかったり，最後までやり遂げずに脱落したり，治療を勝手に長く休んだりするのは珍しいことではない。回避が強く，エクスポージャーの宿題をやりたがらない患者もいる。また不安に耐えられず，トラウマ記憶と向き合うことが難しい患者もいる。治療原理やマニュアルを遵守することも大切だが，PE の手続きを柔軟に変えることも必要である。このことについては第 8 章で詳しく議論する。

　共感的で，よく理解してくれて，自分を批判しない人と一緒に，トラウマ記憶のつらさや恐怖を分かち合う体験は，それ自体が強力な治療体験である。それだけでも患者の恐怖，恥，PTSD 症状は減少する。PE は患者と治療者の双方にとって時に非常な困難を伴うが，双方ともに得られる満足は深い。最終セッションでは，多くの患者が非常に良くなったと述べる。治療が終了した後でも，多くの患者が治療者のもとを訪れて，トラウマの被害を受ける以前の状態にすっかり戻った気がするとか，こんなに治るとは思いもしなかったと述べてくれた。最初の頃，私たちは数多くの恐ろしいトラウマ体験の話を聞き，このような体験から立ち直れる人がいるのだろうかと思っていたが，患者たちは実際に立ち直ったのである。私たちは PE のおかげで，人間の魂がいかに大きな回復力を備えているのかを目の当たりにしたと感じている。

第8章
患者に応じた問題の予測と治療の修正：効果的な情動的関わりの促進

　治療同盟の基礎がしっかりとしており，患者が治療原理を理解して受け入れていても，また，治療者が各章で説明された通りの手順を踏んでいても，期待したほどには患者が回復しないことがある。PTSD症状が思ったほどに軽快しないのは，患者がトラウマに立ち戻って詳しく語ることを回避していたり，情動的関わりが不足しているか過剰であったり，苦痛な情動に耐えられなかったり，あるいは苦痛以外の否定的な情動（たとえば怒り）にとらわれていて，そのために改善が妨げられているからである。本章ではこうした困難を乗り越えるために，治療者がどのように患者を助けていけばよいのかを説明する。具体的には，トラウマ記憶に立ち戻って詳しく語る際の回避を克服させること，情動的関わりの程度を調整すること，苦痛に耐えるスキルを高めること，あるいはトラウマに関連した一般的な感情，たとえば，怒り，恥，悲しみ，悲嘆，自責感などを円滑に処理させることである。

治療モデルの重要性

　情動処理の理論については本書の第1章で述べた。治療をどのように進めたらよいのか，PEの手続きを修正する必要があるのか，その場合にはどのように修正したらよいのかといった判断を迫られた時には，情動処理の概念モデルを踏まえることによって結論が導かれる。第1章でも紹介したように，FoaとKozak（1986）は，病理的な恐怖の治療には2つのことが必要だと述べている。(1) 恐怖構造に近づくこと（例：恐れている状況に患者を置くことによって，恐怖構造を賦活する），(2) 修正的な情報を提供すること。すなわち，恐怖構造の過剰で非現実的な側面を和らげるような「安全な経験」を提供すること。PEの治療者は，こうした目的を念頭に置いて治療介入を計画しなくてはならない。

　たとえば現実エクスポージャーの階層表は，患者ひとりひとりの恐怖構造の特徴を考え，それに適した状況へのエクスポージャーによって組み立てるようにする。身体的暴行の被害者は「誰に傷つけられるか分からない」と考えて見知らぬ男性に強い恐怖を抱くことがあるが，その場合の課題には次の要素を含めるようにする。(1) 安全な状況での男性との交流に対して，徐々にエクスポージャーを行う（店の中で男性店員に物をたずねる，男性係員のいるレジで会計をする，男性店員に目を合わせて挨拶する，男性の同僚や顧客と話をする），(2) そのような経験をしても傷つけられない（男性によって危害を加えられたり脅されたりしない）ことによって，すべての男性が危険であるとの考えを修正する。

　治療を修正する必要が生じた時には，常にこのような理論を思い浮かべて治療の指針とする。たとえば想像エクスポージャーの時に感情を切り離して，表面的にしかトラウマ記憶について話さない患者は，ト

第8章　患者に応じた問題の予測と治療の修正：効果的な情動的関わりの促進　　137

ラウマ記憶に関連した感情や思考，イメージを回避しており，恐怖構造に近づけないままである。このような患者には，回避したくなるのも無理はないと話した後で，それがPTSDからの回復を妨げていることを理解させる。その上で，トラウマ記憶の処理を進めるためにすべての重要な側面に実感をもって関わるにはどうしたらよいのかを話し合わなくてはならない。

　PEを始めるにあたっては，その背景にある概念モデルを理解しておくことが非常に重要である。それによって，治療原理について説得力のある説明をして患者を納得させることができるし，トラウマに関連した状況や記憶を回避せずに，それと向き合う勇気と意欲を与えることができる。この概念モデルはまた，患者が苦労して回避行動に対して取り組んでいる時に治療者がどのように対応すべきかの指針ともなる。とりわけ現実エクスポージャーの階層表を作ったり，想像エクスポージャーの標準的な方法を，いつどのように修正すべきかを判断する時に役に立つ。

現実エクスポージャーと想像エクスポージャーの効果的な施行

現実エクスポージャーの修正

　2回目のセッションでは，トラウマに関連した恐怖や不快感を引き起こすのではないかと患者が恐れて避けている（あるいは耐えている，しかしできるだけ短く）状況，場所，人々，活動のリストを作った。最初の現実エクスポージャーの階層表には，患者の社会性や好ましい経験を増やすような課題や，「行動の活性化」を促すために患者を日々の活動に忙しく関わらせるような課題を含めてもよい。それらの場面は，患者の恐怖や苦痛の程度，または実行の困難さによって段階的に分類されている。患者は各々の段階の現実エクスポージャーの課題を実行し，そこで感じた不安や苦痛が最小限になり，危険を感じず向き合えるようにな

るまで繰り返し練習する。このようにして階層表の下から順に上がっていくのが標準的な進め方である。

　普通，PTSDの患者は，治療が始まってからも恐ろしい場面を回避したいという気持ちと格闘している。けれども多くの患者は治療者からの十分な援助と励ましによって，現実エクスポージャーの宿題から逃げ出すことなく，それに取り組むことができる。回避をしたくなるのはごく普通であり，無理もないことであるが，すでに患者に説明したように，回避をするとトラウマに関連した恐怖と不安が持続してしまう。現実エクスポージャーの宿題を行うのに患者が苦労しているのなら，階層表の場面をさらに細かい不安の段階を定めて設定し直すとよい。今の患者にとって現実エクスポージャーで決めた場面に向き合うことが難し過ぎると分かったら，課題を容易な場面に変更するか，あるいは同じ状況を使うとしても患者のSUDSレベルを下げる方法を考える。友人や家族，治療者が付き添って現実エクスポージャーを行えば，苦しさが和らげられ，次からは1人で向き合えるかもしれない。あるいは時間帯や場所を変えてみることで，苦痛が減少して自分1人で課題ができるようになるかもしれない。修正された（簡単になった）エクスポージャーの場面を乗り越えたら，最初の頃には向き合えなかった場面や，さらに難しい場面に進むこともできる。

　治療が進んで，現実エクスポージャーが手順通りに繰り返されていても，期待したほどには恐怖が軽減されないことがある。このような場合には，患者が現実エクスポージャーの最中に実際に何をしているのかを詳しく見るとよい。患者がどのようにエクスポージャーの課題を行っているのか，どのくらい時間をかけているのか，いつ止めているのかを正確にたずねてみる。エクスポージャーに十分な時間をかけているのか，まだ不安が高いうちに逃げ出していないか，「安全な」人たちとだけ付

き合ったり，店が空いている時にしか買い物をしていないか，いつも女性の従業員やレジ係を選ぶというような微妙な回避や「安全行動」をとっていないかを調べる。こうした行動をとっている限り，自分が無事だったのは身を守るように気をつけたからだという考えから抜け出すことができず，その場面への恐怖は軽減されない。その状況が実際には危険ではないことや，身を守る工夫など必要ではないことに気づくことができない。もし患者の「安全行動」に気がついたら，こうした微妙な回避をしているので，恐怖やトラウマについての非現実的な思い込みが治らないのだと説明する。

　最後に，患者が自分でも気づかずに回避をしていないかを確かめる必要がある。ある患者はセッションの後で出された現実エクスポージャーの宿題を真面目に行っていたが，まったく馴化が見られなかった。それどころかPTSD症状が治療前よりも悪化してしまい，私たちはその理由が分からずに困ったことがある。そこで彼女を担当していた治療者は，改善しない原因を探るために患者の行動を細かく調べてみた。注意を払って詳しく聞いてみると，患者は現実エクスポージャーの宿題を実践している間，情動を切り離していることが分かった。エクスポージャーの課題をしていない時であっても，そのトラウマを思い出させるきっかけや，考え，感情のすべてを，常に，意図的に完全に回避していた。しかも自分がそれほど広い範囲にわたって回避をしていることにまったく気づいていなかった。彼女にしてみれば，被害を受けて以来いつも情動を切り離してきたので，それと同じことをしているにすぎず，改めて回避という視点から考え直すことができなかったのである。治療で学んだことを汎化して自分の日常生活に適用することができなかったために，PTSD症状と抑うつ症状が持続していたのであった。治療者が，患者の努力が報われないのは回避が邪魔をしているからだということを分かりやすく説明したので，患者は日常生活の中で自分がどれほど回避

行動をしているかに気がつき，それを減らし始めた。すると PTSD 症状は急速に改善し始めたのである。

　別の患者は，現実エクスポージャーの指示に従って夜間に 1 人で外出する時間を増やしてみたが，あまり効果がなかった。詳しく聞いてみると，帰りの車からまだ降りてもいないうちから扉の鍵をしっかりと握りしめ，車から降りると玄関まで走ってたどり着き，ひどく焦りながら鍵を開けていたことが分かった。玄関の扉を急いで閉め，その閉まる音を聞いて初めて，やっと危険から逃れられたと感じていた。治療者は，そのようなエクスポージャーは治療の役に立たないことを説明した。重要なのは，彼女がゆっくりと時間をかけて玄関の前に立ったまま鍵を取り出したとしても，外の暗闇には何も怖いものはないと心から納得することだったのである。

想像エクスポージャーの修正

　PE の想像エクスポージャーは，トラウマ記憶やその記憶と向き合う際の気持ちの動きに，情動的に関わることができるような方法で施行される。トラウマ記憶に想像の中で繰り返し向き合うことで，恐怖構造の一部であるイメージ，思考，感情が整理され，統合される。トラウマ記憶や，この治療によって引き起こされた感情が，実感をもって結び合わされ，しかも自分がコントロールを保っていて不安に圧倒されることがないと感じられた時に情動処理が促進される。想像エクスポージャーを実施する時には，トラウマ記憶を思い出して語ることは危険ではなく，不安は永遠に続くわけではないことを患者が学べるようにしなければならない。

　トラウマに立ち戻って詳しく語る際に情動的な関わりが重要であることを支持する実証的なデータがある。たとえば，Jaycox, Foa, Morral

(1998) は，トラウマ記憶についての想像エクスポージャー中の情動的な関わりの指標として，自己申告による苦痛のレベルを用い，6回の連続したPEセッションでの女性患者の苦痛レベルの変化と治療結果の関係を調査した。これらのセッションを通じて，まず最初に高い苦痛レベルを示した後で徐々に馴化した患者は，最初に高～中等度の苦痛レベルを示してその後に馴化が起こらなかった患者よりも，良好な治療効果が得られた。Jaycoxらはこの結果を踏まえて，治療経過の中で情動的な関わりと馴化の両方が生じることが治療の成功と関連すると述べている。

　PTSDの患者は，トラウマのことを考える時には情動を抑えようとするのが普通である。したがって想像エクスポージャーの標準的な手続きは，情動的な関わりを促進するように工夫されている。患者は目を閉じ，トラウマの場面をまるで今起こっているかのように鮮明に目の前の映像として思い描き，現在形を使って詳しく説明しながら，トラウマ被害を受けている間に体験した思考，情動，身体的な感覚，行動について語るように求められる。治療者は，患者が言葉にできていない部分を詳しく話すように促し（例：「今何を感じていますか」「今何を考えていますか」など）患者がトラウマを思い出している間は，常にその苦痛のレベルに注意を払う。私たちの経験では，情動的な関わりについて最もよく起こる問題は，情動的な関わりが不足するアンダー・エンゲージメントである。逆の場合は滅多にないが，例外的に，トラウマ記憶を詳しく語る際に情動に圧倒され，コントロール感を失ってしまうと感じることがある。これはオーバー・エンゲージメントと呼ばれる。いずれの場合であっても，エクスポージャー中に効果的な情動的な関わりが体験されていない場合には，想像エクスポージャーの標準的な手続きを修正して，患者の興奮または苦痛のレベルを加減する必要がある（次項以降を参照）。

アンダー・エンゲージメント

　PEで使用される「アンダー・エンゲージメント（under engagement：情動的関わりの不足）」という用語は，恐怖構造やトラウマ記憶の情動的な要素に接近することが困難になっている状態を示している。この現象は想像エクスポージャーで見られることが多いが，現実エクスポージャーでも起こることがある。想像エクスポージャーの最中に，トラウマについて非常に詳しく説明しているのに，情動が切り離されていたり，その場の情景を思い浮かべられないという患者がいる。自分では気持ちが麻痺しているとか，現実から切り離されていると感じているのかもしれない。普通，アンダー・エンゲージメントでは，エクスポージャーの時に報告される苦痛と不安のレベルは低い。ただしそれとは逆に，高い苦痛のレベルを報告しているのに，表情や声の調子，身振りなどの非言語的な行為からは，それほど高い苦悩が見て取れない場合もある。アンダー・エンゲージメントになっている患者の話し方は不自然であったり，出来事から距離を置いているように思えたりする。トラウマとなった出来事を当事者としてではなく，まるで警察の調書を読むように語ることもある。トラウマが起こった時に知っていたとは思えない専門用語を使用し，たとえば自分を襲った相手を「加害者」または「犯人」と呼ぶこともある。

　患者の情動的な関わりを促すためには，まずは標準的なプロトコルに従って治療を進めるのがよい。そのためには，目を閉じて現在形を使って話してもらうようにする。その方が記憶への情動的な関わりが促進されるからである。時には，出来事の詳細や，その時の知覚，感情，思考について，短い質問をする（「見えているものを説明してください。部屋の様子を説明してください。どんな匂いがしますか。あなたはどんな服を着ていますか。何を感じていますか？　何を考えていますか」）。その時には現在形を使うようにする（「何が見えましたか」ではなく，「何

が見えますか」と聞く)。質問によって患者の注意がそれてしまったり,想像エクスポージャーから引き離されることのないように,質問は短くし,患者が今説明したり,視覚化している内容について聞くようにする。

　トラウマを思い出して語っている時にこうした質問をすることによって,情動的な関わりを促進することができる。しかしアンダー・エンゲージメントの患者に対しては,質問をし過ぎないように注意することも大切である。質問が多すぎると,治療者が指示的になりすぎたり想像エクスポージャーをしていながら患者と対話をすることになりかねない。そうなれば患者はトラウマ記憶のイメージから引き離されてしまい,記憶との情動的な関わりは促進されるどころか減少してしまう。治療者の仕事は患者がトラウマ記憶を語る時に自分の情動に接するように促すことであるが,質問が指示的になりすぎて記憶の処理を妨げないように注意する。

　アンダー・エンゲージメントの状態が数回のセッションにわたって続く場合には,エクスポージャーの治療原理をもう1度患者とともに話し合う。つらい記憶と情動的につながるようにする理由を話し合い,情動との関わりによってPTSDから回復できるようになる理由を説明する。記憶はつらいことだが危険ではなく,ありありと思い描いて話したとしても,もう1度被害に遭うわけではないことを確認する。場合によっては,トラウマに関する情動に触れた時に何が恐くなるのかとたずねてもよい (例:「コントロールできなくなりそうな気がする。バラバラになってしまいそう。泣いてしまう。不安が止まらない気がする」)。患者がそう感じるのは無理もないと述べて支持を与えながら,苦しみを感じることは危険ではないことを理解してもらう。情動的な関わりが回復を助けるという研究調査の結果を患者に伝えてもよい。比喩を使うこともできる。たとえば,「あなたは,情動から身を守るために,心に垣根を作っているんですね。私はどうやって手を差し伸べたらよいのでしょうか」。

最後に，どうしてもやり方が分からない患者に対しては，情動的に関わりながらトラウマ記憶を思い出すのはどういうことなのか，治療者がモデルとなって演じて見せてもよい。「**これからロールプレイをします。想像の中でトラウマをもう1度体験するにはどうしたらよいかをお見せします**」などと患者に言って始める。この時までには，治療者は患者が語るトラウマの内容はよく分かっているはずである。治療者は，自分の目を閉じて，現在形で，当時の感覚や思考も含めたトラウマ体験の詳細を，こんな風に話してほしいと思う通りに物語り，声や表情，身振りで情動を表すようにする。

オーバー・エンゲージメント

　PE では「オーバー・エンゲージメント（over engagement：情動的関わりの過剰）」という用語を，想像エクスポージャーによって生じた苦痛が強すぎるという意味で用いている。恐ろしい記憶やイメージと想像の中で向き合うことは苦しいものであり，特に PE を始めたばかりの頃には，患者は動揺して涙を流すこともある。そのような時には患者が単に動揺しているだけなのか，それともオーバー・エンゲージメントの状態に移行したのかが分かりにくい。強い苦痛とオーバー・エンゲージメントを区別するためには，患者が何か建設的なことを学んでいるのかどうかを聞いてみればよい。患者は想像エクスポージャーを通じて，自分に起こっていることを観察し，それを受け入れているのだろうか。あるいは想像エクスポージャーによって，トラウマ的な出来事に**本当**に戻ってしまったかのように感じているのだろうか。患者は想像エクスポージャーの経験から，たとえつらくても記憶は危険ではないことを理解し，意識がぼんやりとしたりコントロールを失うこともなくなり，不安は永遠には続かないことを学べるだろうか。もしそれができないのなら，オーバー・エンゲージメントになっていると考えてよい。

私たちは何百人ものトラウマ被害者を治療してきたが，オーバー・エンゲージメントになった患者はほとんどいなかった。そうした少数の患者は主に2つのタイプに分けられる。「解離している」か「感情に圧倒されている」かである。解離しているオーバー・エンゲージメントの患者は，地に足をつけて今は安全だと感じることができない。トラウマ記憶を思い出すと，現実にその出来事を再体験するかのように感じてしまう。当時と同じ身体の感覚がよみがえったり，フラッシュバックを生じたりする。治療者の質問や指示にも，あまり答えないこともある。エクスポージャーをしている最中に，被害を受けていた時と同じように身体を動かしてしまうこともある。SUDSレベルは非常に高く，エクスポージャーを繰り返しても馴化が起きないことが多い。患者は，今の体験から切り離されたり解離していると感じたり，治療者の目にそう見えたりすることもある。

　情動的に圧倒されている患者がすすり泣いたり激しく声をあげて泣くのは普通のことである。何セッションにもわたってトラウマを思い出すたびに泣き続けるのでない限り，オーバー・エンゲージメントではない。先に述べたように，多くの患者にとってトラウマ体験を詳しく話したり情動的に関わるのは非常につらいことであり，想像エクスポージャーの最中には，特に最初の2，3セッションでは，見るからにつらそうな様子になることが多い。とはいっても，あまりにも強い苦痛が持続している場合には，患者は本当の意味でトラウマの処理や整理をしていないことが多い。患者は行き詰っているのである。実際，このタイプのオーバー・エンゲージメントの患者はトラウマについて語ったり説明をしたりせずに，ただすすり泣いたり，声をあげて泣くだけである。こうした患者は，想像エクスポージャーの最中に退行し，発達的に幼く見えるかもしれない。もし，オーバー・エンゲージメントなのか，単なる苦痛なのか自信が持てない時には，先に述べた質問を思い出していただきた

い。患者は，今のこの体験から何かを学んでいるのだろうか。この痛みを乗り越えてその先に進もうとしているのだろうか，それとも単に身動きができなくなっているのだろうか。自分が泣いている想像エクスポージャーの録音を何度も聞くことで，何か役に立つことを学んでいるだろうか。そうでないのなら，手続きを修正し，エクスポージャーの際の情動的な関わりを減らすべきである。

　エクスポージャーの手続きを修正する主要な目的は，苦痛をコントロールしながら現在という時間に足をつけて踏みとどまるようにすることと，今は安全な治療室にいることを理解した上で，トラウマ記憶の一部でもよいから話せるように助けることである。トラウマの経験を思い出して語っている時に，治療者がどのようにして患者を助ければ（今，ここに）足を置き続けてもらうことができるのか，患者と一緒に話し合って助言を受けるようにする。必要であれば想像エクスポージャーの治療原理に立ち戻り，とりわけ，実際のトラウマとその記憶との区別を強調する。トラウマとなった出来事は危険であったが，その記憶は苦痛ではあっても危険ではないと念を押す。そして手続きを修正し，トラウマを話す際の情動的関わりを減らすようにする。

　オーバー・エンゲージメントの患者との最初の一歩は，情動を促進するための手続きの反対を行うか，あるいは変更することである。思い浮かべた情景を目を開いたままで語らせたり，トラウマ記憶を現在形ではなく過去形で語らせるようにする。この2つの変更だけで情動の関わりが十分に下がることがある。患者がトラウマ記憶を物語る時に，治療者からの発言を増やすことも役に立つ。つまり，治療者は自分の声を聞かせることで患者との結びつきを強め，共感を伝えるのである。患者の努力を認めて誉めるような短いコメントによって，患者をそのまま記憶にとどまらせるようにする（例：「本当に大変だと思いますが，よくがん

ばっていますね」「苦しいでしょうが，ここは安全です，記憶はあなたを傷つけませんから」)。患者がトラウマを乗り越えて進んできたことや，トラウマ記憶を物語る時には片方の足だけを過去に入れればよく，もう片方の足は現在の治療室に置いたままで良いことを，思い出させるのも役に立つ。

　患者がオーバー・エンゲージメントとなり，トラウマ記憶を想像して詳しく述べることで極端に苦しんだり圧倒されてしまう時には，最初のうちは目を開けさせたままで過去のトラウマを話し合ってもよい。患者は治療者との絆に支えられてトラウマを詳しく語ることができ，そのことによって，自分をコントロールする能力があるという確固とした感覚が持てるようになる。トラウマを物語っている間に，患者が「行き詰まっている」ように見えることもある。特に苦しかったり恐ろしかった場面を話すときにそうなりやすいのだが，それがどのような場合であっても，「それからどうなりました？」などの質問によって記憶を先に進め，その恐ろしい瞬間が過去のものだと気づかせるようにする。患者によっては，治療の間ずっと，トラウマについて治療者との話し合いを続けようとする場合もある。もし可能ならば，トラウマについて情動的に関わることが少しできるようになり，苦痛がいくぶん和らいだ頃を見計らって，治療者との会話を減らし，支持と励ましの言葉をかけることによって，詳しく話すように励ましてみるとよい。

　オーバー・エンゲージメントの患者のためのもうひとつの選択肢として，トラウマ記憶を声に出して語るのではなく，書いてもらう方法がある。これはセッション中に行ってもよいし，次のセッションまでの宿題にしてもよい。患者の身に起こったこと，その時に生じた思考，感情，行動，感覚，出来事の詳細を書いてもらう（外は暗かった。私は歩道を歩いていた，など）。患者がトラウマの物語を適切に書き終え，その作業に馴化し，習熟したようであれば，次の手順として患者に物語を音読させるか，あるいは治療者が患者に読み聞かせる。あるいは，セッショ

ン中に治療者と患者が交替で物語を読み，それを何度か繰り返すようにする。

　自分が支えられ，現在に足を付けていると感じてもらうためには，治療者は何をすればよいのかと患者に聞いてみてもよい。身体に触れること[訳注13]は有益なことがあるが，想像エクスポージャーの前に話し合っておくか，もしエクスポージャーの最中に提案する時には，はっきりと声に出して言う必要がある（手に触れてもよいですか，ティッシュペーパーを手渡しましょうか，など）。決して触れて欲しくないと思う患者もいるし，そのおかげで助かったと思う患者もいる。あまり多くはないが，苦痛への対処として自分から治療者の手を握ってくる患者もいた。想像もしくは現実エクスポージャーの最中に呼吸法を用いることは，一種の「安全行動」になってしまうので普通は勧められないが，オーバー・エンゲージメントの患者については，第1セッションで説明したようなゆっくりとした規則的な呼吸をするように指示することもある。トラウマ記憶を思い出して語る時に過剰に興奮したり，身体的に落ち着かなくなる患者については，何か手にとって操作できるもの，たとえばストレス対処のためのボールやタオルなどを渡すこともある。治療者と一緒に外を歩くことが，情動的な関わりを維持しながら現在に片足を置いてトラウマの話をするために役に立ったと述べた患者もいる。

[訳注13]　男性が女性を治療する場合には，身体に触れることは勧められない。その必要がある時には，女性の陪席者に依頼する。また一般的に，男性が女性の患者，特に性暴力や虐待の被害者をPEで治療する時には，最初から女性の陪席者を置くことを勧める。

エクスポージャーを妨げる問題

回　避

　恐れている状況や記憶に向き合うことは，すぐにでもそこから逃げ出したいとか，目を背けたいという気持ちを引き起こすことが多い。エクスポージャーが効果的に行われた時に，回避という現象に遭遇することはごく普通のことである。回避は治療室の中でも外でも生じ得る。患者によっては，想像または現実エクスポージャーの説明を聞いただけで，回避をしたいという強い欲求に駆られることもあれば，数回のセッションが終わった後でそうなる者もいる。そうした患者にとって，初期の治療は「具合を良くするどころか悪くしている」ように思えるし，また実際，彼らの症状も一時的に悪くなる。極度に回避的な患者の場合には，前もって病状の悪化があり得ることを伝えておき，と同時にそれは予後の悪さとは関係しないことを説明しておくのがよい。

　患者が回避を乗り越えられずに苦労していることが明らかなら，不安を感じて避けたい気持ちに駆られるのはもっともだと認めた上で，そういう気持ちも PTSD 症状のひとつだと説明する。同時に，回避は短期的には不安を軽減するけれども長期的には恐怖を維持してしまい，回避したいと思っている状況（あるいは思考，記憶，衝動，イメージ）が有害でも危険でもないことが学習できなくなることを思い出させる。

　エクスポージャー療法では，治療原理を繰り返して理解させることが重要であるが，回避行動が繰り返されるような場合には，まだその理解が不足しているのかもしれない。そのような時には，この章ですでに述べたように，治療者は患者と話し合いながら現実エクスポージャーの進み具合を丁寧に振り返り，より細かい不安の段階を定めて課題の割り付けを設定し直す必要がある。比喩や例示を用いることも，患者に回避を

克服させる役に立つ。たとえば私たちは、患者が苦労している様子を、ちょうどエクスポージャーと回避の境に建つ塀の上に座っているようなものだ、と説明することがある。この塀を取り除くことは確かに難しいが、そこに座り続けることは恐怖を長引かせ、治療を遅らせてしまう。あるいは、望まないのに不安が生じているのなら、むしろそれを克服して立ち直るために「感情を自分から招き寄せる（invite）ように」と指示することもある。PEの主要な目的のひとつは、不安は不快であるが危険ではないことを患者に学んでもらうことである。そのためにこの治療を通じて、トラウマに関連した恐ろしい状況や記憶を避ける代わりにトラウマに向き合い、その不安に耐えるにはどうしたらよいのかを学習するのである。

　最後に、患者が治療を求めてきた理由を振り返り（たとえばPTSD症状のために生活が満足に送れないなど）、その目的に照らして現在までどのような進歩があったのかを確認するのも良い。こうした重要な点を考え直し、患者がエクスポージャーに恐怖を抱いたり、自分にはできないと不安に思うことは当然だと認めることで、患者はもう1度、回避を乗り越える意欲を取り戻すことだろう。

怒りなどの否定的な情動

　そもそもエクスポージャー療法は、極度のもしくは病的な不安を軽減するための治療として考えられた。しかし長年にわたってPTSD患者を治療してきた経験からいうと、この治療は恐怖や不安以外の情動についても処理を進めることができる。PEの治療が進むにつれて、さまざまな強い情動がかき立てられ、賦活されることは多い。想像エクスポージャーの最中であろうとなかろうと、トラウマについて取り組んでいる時には、怒りや憤り、悲哀、悲嘆、恥、罪責などを感じるのが普通である。これらの中で、これまで最も臨床家の関心を引いてきたのは怒りで

あろう。

　トラウマ記憶を物語る際に患者が極度の怒りを経験したり表現すると，それが患者の感情を占拠してしまうので，トラウマ記憶の中核にある恐怖への関わりが妨げられ，情動処理が進まなくなる。この懸念を裏付ける実証的研究もなされている（Foa, Riggs, Massie, & Yarczower, 1995）。PTSD の治療中に患者が怒りや憤りだけを表出するようになったら，まずそれがトラウマに対する当然の反応であり，PTSD の症状のひとつであることを患者に説明する。次にエクスポージャーの間に怒りだけに集中してしまうと，トラウマ記憶に関連した恐怖や不安に取り組むことができなくなり，情動の処理が妨げられ，回復が遅れることを説明する。必要な時には，怒りを「横に置く」ように指示し，怒りのエネルギーを治療回復の方向に向け，トラウマ経験のそれ以外の重要な要素に取り組むように促すこともある。トラウマ記憶や想起刺激に情動的に関わることで怒りが非常に強くなる場合には，エクスポージャーの後で，それまでの治療の経過について何度も話し合うことが必要である。

　これに関しては，Cahill, Rauch, Hembree, Foa（2003）らの研究が特に重要である。彼らは，1999 年の Foa, Dancu らによる PTSD 治療予後研究に参加した患者の一部を対象とし，治療経過中に報告された怒りについて調査を行い，PE，SIT そして PE と SIT の組み合わせのどれもが，恐怖の減少に焦点をあてていたにも関わらず，怒りをも有意に減少させたことを見出した。

　今では，PE がトラウマとその後の出来事に対するさまざまな強い情動的な反応を引き出すとともに，その処理を行う強力な手段であることが分かっている。そうした反応に関連したさまざまな情動や思考，信念については，想像エクスポージャーの後の処理の時間に話し合い，トラウマとなった出来事についての現実的で筋の通った見方を作り上げながら，その中に統合するようにする。

混乱と危機：その中でも PTSD 治療の焦点を維持する

　第2章で述べたように，慢性 PTSD には他の精神疾患が併存することが多い。よく見られるのは，うつ病，気分変調症，その他の不安障害，アルコールや薬物の乱用と依存である。加えて，慢性 PTSD の患者の生活にはしばしば複数のストレス要因が存在し，ライフスタイルが無秩序なものになっていることもある。したがって特に人生早期の，あるいは複数の被害によってトラウマが生じ，健全な対処行動が発達しなかった患者の場合には，治療の間に危機的な出来事が生じることは決して珍しくない。情動の調節が不十分であることや，自己破壊的な衝動制御の問題（アルコールの大量摂取や危険な行動など），家族や他人との多くの争い，自殺念慮を伴う深刻なうつ病などは，慢性 PTSD の患者に普通に見られるものである。これらの問題には特に注意が必要であり，時にはそのために治療の焦点が PTSD から外れてしまうことがある。第2章の「治療者への助言」で述べたように，治療前には慎重なアセスメントを行うべきである。その結果として患者の主要な問題のひとつが慢性 PTSD であると考えられるのなら，それ以外の問題については必要に応じて定期的に評価を繰り返すにとどめ，PTSD から焦点を外さずに治療を続けるというのが，私たちの方針である。

　もし抑うつ症状や行動のために患者自身や他人の身に差し迫った危険が生じているのなら，その重要な危険に対応するために PE を延期することも必要となる。しかし差し迫った危険を伴うほどのことでなければ，私たちは患者に治療にとどまるように説得し，そうすることで PTSD 症状と関連する問題を軽減することが，私たちにできる最善の方法だと説明している。その説明の時には，PTSD から回復したいという患者の願いを明確に支持しなくてはならない。患者が良くなりたいと望んでいることを治療者は疑っていない，という強い信念を伝えるとともに，患者が健全な対処法を身につけて治療プログラムに踏みとどまるたびに，それを誉めるようにする。もし適切と思われるなら，治療者は

PTSDに関連した危機をはっきりと名指して外在化した上で，今後患者の対処スキルが上達してPTSD症状が軽減すれば，そうした危機は少なくなるという見通しを伝えるのもよい。こうした対応の目的は，危機の全期間を通して患者を情動的に支持し続け，治療の主な焦点をPTSDから外さないということにある。

　PTSDの認知行動療法に関するRothbaumら（2000）の総説によれば，すべての患者がPEに適しているわけではない。たとえば，トラウマの想起刺激や記憶に向き合いたくないと思っている者，一時的にせよ不安やPTSD症状が悪化することに耐えられない者，他人に危害を加え，主要な情動が恐怖ではなく罪責である者，そしておそらくは，トラウマへの主要な情動反応が怒りである者などはPEの適応となりにくい（cf. Foa, Molnar, & Cashman, 1995）。ただし最後のグループについては，Cahillら（2003）の調査では，PEから除外すべき理由は認められなかった。上記のRothbaumら（2000）の研究によれば，こうした制限があったとしても，エクスポージャー療法はPTSDの症状の改善について最も強力な証拠を示しており，特に除外すべき理由がない限りは第一選択の治療介入であるとされている。私たちとしては，たとえ危機的な出来事が起こったとしても，可能な限り工夫をしてPEを治療の中心として継続することを勧めたい。この治療はPTSDや抑うつ，その他の関連症状を改善し，また患者の自信と自己効力感を高めることによって，将来の危機に対処する能力やそれを未然に防ぐ能力をも育てるからである。

付　録

トラウマ面接

患　者＿＿＿＿＿＿＿＿＿＿＿＿＿＿　日　付＿＿＿＿＿＿＿＿
治療者＿＿＿＿＿＿＿＿＿＿＿＿＿＿

注）この面接は次のことを前提として構成されている。
- 綿密なアセスメントやインテークがすでに行われている
- そのアセスメント・インテークの中で，DSM-Ⅳ-TRのA基準トラウマを少なくとも1つは経験しており，PTSDの診断か，またはPTSDの顕著な症状があることが確認されている。
- 治療者はその情報をすでに確認している。

年　齢＿＿＿＿＿＿＿＿＿＿＿＿　学　歴＿＿＿＿＿＿＿＿＿
生年月日＿＿＿＿年＿＿月＿＿日

人　種＿＿＿＿＿　　1 - アフリカ系　　5 - アジア系／太平洋諸島系
　　　　　　　　　 2 - 二重民族　　　6 - ヒスパニック
　　　　　　　　　 3 - 白人　　　　　7 - その他
　　　　　　　　　 4 - アメリカ先住民　8 - 不明

婚姻状態＿＿＿＿＿　同居状態＿＿＿＿＿　労働状況＿＿＿＿＿

現在の職業＿＿＿＿＿＿＿＿＿＿＿＿＿＿

精神科的診断もしくは状態（治療開始前に，初期評価から得たもの。必要に応じてもう1度たずねる）＿＿＿＿＿＿＿＿＿＿＿＿＿＿＿＿＿＿

＿＿＿＿＿＿＿＿＿＿＿＿＿＿＿＿＿＿＿＿＿＿＿＿＿＿＿＿＿＿＿

＿＿＿＿＿＿＿＿＿＿＿＿＿＿＿＿＿＿＿＿＿＿＿＿＿＿＿＿＿＿＿

他に現在行っている治療（初期評価から得たもの。必要であればたずねる）

＿＿＿＿＿＿＿＿＿＿＿＿＿＿＿＿＿＿＿＿＿＿＿＿＿＿＿＿＿＿＿

＿＿＿＿＿＿＿＿＿＿＿＿＿＿＿＿＿＿＿＿＿＿＿＿＿＿＿＿＿＿＿

＿＿＿＿＿＿＿＿＿＿＿＿＿＿＿＿＿＿＿＿＿＿＿＿＿＿＿＿＿＿＿

患者に（以下のように）説明する：

　これから，トラウマのことや，トラウマ以降から最近まであなたが何を感じ何をしていたかについておたずねします。話すのが難しいところがあるかもしれません。そういう時には，何か私にできることがあればおっしゃってください。始める前に何か質問はありませんか？

　私は＿＿＿＿＿＿＿＿＿＿＿＿＿（治療者以外の者が行ったのであれば，インテーク評価者の名前を入れる）による最初の面接であなたがお話しされたことは伺っています。‥‥‥ということが起きた（インテークで得たトラウマの情報を短く要約する）と理解していますが，間違いないでしょうか？　他に付け加えることはありませんか？

＿＿＿＿＿＿＿＿＿＿＿＿＿＿＿＿＿＿＿＿＿＿＿＿＿＿＿＿＿＿＿

＿＿＿＿＿＿＿＿＿＿＿＿＿＿＿＿＿＿＿＿＿＿＿＿＿＿＿＿＿＿＿

＿＿＿＿＿＿＿＿＿＿＿＿＿＿＿＿＿＿＿＿＿＿＿＿＿＿＿＿＿＿＿

＿＿＿＿＿＿＿＿＿＿＿＿＿＿＿＿＿＿＿＿＿＿＿＿＿＿＿＿＿＿＿

＿＿＿＿＿＿＿＿＿＿＿＿＿＿＿＿＿＿＿＿＿＿＿＿＿＿＿＿＿＿＿

＿＿＿＿＿＿＿＿＿＿＿＿＿＿＿＿＿＿＿＿＿＿＿＿＿＿＿＿＿＿＿

人生の中で他にもトラウマを体験する人もいます。あなたはどうですか？ あなたは，お話しされたこと以外のトラウマを経験したり，目撃したり，巻き込まれたことがありますか？

_____
_____
_____
_____
_____

治療者への注）もし患者が迷っているならば，次のようなA基準のすべて，または一部を呈示する。

　自然災害（竜巻，台風，火事，津波など）
　深刻な事故か大怪我
　戦闘体験もしくは戦闘地域にいたこと
　突然の生命に関わる病気
　親友か家族の事故死や殺人
　親友か家族の自殺
　銃やナイフ，他の武器による暴行
　武器は使っていなくとも，殺したり深刻な怪我を負わせることを目的とした暴行
　（跡や打撲などが残るほど）ひどく殴られたり，ひどい身体的暴行を目撃する
　児童・思春期の性的虐待
　力ずくや暴力の脅しによる望まない性的接触
　強姦，強姦未遂

治療の目標となる出来事の特定
（PE 治療で取り組むべきもの）

患者に（以下のように）説明する：
　あなたに起こった出来事の中で（治療者は患者が言及したトラウマ体験を要約する），今，一番あなたを現在悩ませているものは何ですか？　どれがあなたに最も苦痛をもたらしていますか？（患者が出来事を特定するのに苦労するなら追加質問を用いる。たとえば，「あなたはそれについて考えたくないのに，最もよく考えてしまう出来事はどれですか？」「どれが一番あなたを動揺させますか？」「どれが一番最悪ですか？」「どの出来事を最も恐れていますか？」）

■治療の目標となる出来事を特定する
患者に（以下のように）説明する：
　その時に感じたり考えたりしていたことを覚えていますか？　その時，あなたは殺されるとか，ひどく傷つけられると思いましたか？
　　　　　　（　　　はい　　・　　いいえ　　）

　＿＿＿＿＿＿＿＿＿＿（特定された出来事を入れる）の間，あなたは無力感，恐怖，ぞっとする気分を感じていましたか？
　　　　　　（　　　はい　　・　　いいえ　　）

攻撃者や加害者がいたとすれば，それは誰ですか？
1 - 見知らぬ人　　 9 - ボーイフレンド／ガールフレンド
2 - 知人　　　　　10 - 夫／妻／パートナー
3 - 敵　　　　　　11 - 組織
4 - テロリスト　　12 - 権威者（特定する）＿＿＿＿＿＿＿＿

5 - 友人　　　　　　13 - 親類
6 - 親　　　　　　　14 - 近隣の住人
7 - 兄弟姉妹　　　　15 - その他＿＿＿＿＿＿＿＿＿＿＿＿＿＿
8 - 聖職者　　　　　16 - 分からない＿＿＿＿＿＿＿＿＿＿＿＿

この出来事はどこで起きましたか？

1 - 自分の家　　　　　9 - 公共の場
2 - 加害者の家　　　 10 - 使われていない車や建物など
3 - 友人／親類の家　 11 - 車，バス，電車，飛行機
4 - 公園，道路，路地　12 - 職場
5 - 駐車場／車庫　　 13 - その他（記載する）＿＿＿＿＿＿
6 - 学校
7 - 公共施設
8 - 戦場

どこかを負傷しましたか？　今でも後遺症がありますか？
＿＿＿＿＿＿＿＿＿＿＿＿＿＿＿＿＿＿＿＿＿＿＿＿＿＿＿＿＿
＿＿＿＿＿＿＿＿＿＿＿＿＿＿＿＿＿＿＿＿＿＿＿＿＿＿＿＿＿
＿＿＿＿＿＿＿＿＿＿＿＿＿＿＿＿＿＿＿＿＿＿＿＿＿＿＿＿＿
＿＿＿＿＿＿＿＿＿＿＿＿＿＿＿＿＿＿＿＿＿＿＿＿＿＿＿＿＿

治療をしましたか？　もう治りましたか？　今も治療が続いていますか？
＿＿＿＿＿＿＿＿＿＿＿＿＿＿＿＿＿＿＿＿＿＿＿＿＿＿＿＿＿
＿＿＿＿＿＿＿＿＿＿＿＿＿＿＿＿＿＿＿＿＿＿＿＿＿＿＿＿＿
＿＿＿＿＿＿＿＿＿＿＿＿＿＿＿＿＿＿＿＿＿＿＿＿＿＿＿＿＿
＿＿＿＿＿＿＿＿＿＿＿＿＿＿＿＿＿＿＿＿＿＿＿＿＿＿＿＿＿

この出来事を，警察に届けましたか？　裁判になっていますか？　裁判はどうなりましたか？（もし適切であれば）あなたに影響がありましたか？

_____
_____
_____
_____

患者に（以下のように）説明する：

　この出来事が起きたことについて，あなたが責めている人（もし人であれば）についてこれからいくつか質問をします。これらの質問に対して正しい答え，もしくは間違った答えといったものはありません。また，誰かのせいにする必要があると思っているわけではありません。あなたがこの出来事をどのように見て，そのことにどのように反応したかについて理解したいと思っています。それは，私たちがこれから一緒に取り組むことに役立つことが多いからです。よろしいですか？

　この出来事が起きたことについてあなたは誰を責めていますか？
1 - 自分自身
2 - 攻撃者・加害者
3 - 組織
4 - 政府
5 - 友達／知人
6 - 環境
7 - 偶然，運
8 - その他（記述する）_____

どうしてそう思いますか？（その人もしくは組織にどのように責任がありますか？）

___

この出来事について罪悪感や責任を感じていますか？　恥ずかしいと思っていますか？　腹が立ちますか？　そうした気持ちはどれくらい強いものでしょうか？

___

出来事以降の身体的・精神的健康

この出来事以降の身体の健康はどうですか？（もしかなり昔のものであれば：最近の身体の健康はどうですか？）
（　　　良い　　・　　まあまあ　　・　　悪い　　）

どのような健康上の問題がありますか？

___

あなたの身近には困った時に相談できる人がいますか？　あなたが一緒にいたり話したりしたいと思う人は誰ですか？　最近友人や家族と連絡を取っていますか？

_____
_____
_____
_____

この出来事の後，気分はどうなりましたか？（もしくは，かなり昔のものであれば：最近の気分の状態はどうですか？）憂うつで落ち込んでいますか？　以前と同じように物事に興味を持つことができますか？

_____
_____
_____
_____

注）患者が抑うつ気分について言及しなかったとしても，自殺念慮・自殺企図について次の質問をする。

この出来事の後，生きている価値がないと考えたり，自殺について考えたことがありますか？　その場合，それは何回くらいありますか？

_____
_____
_____
_____

自殺の段取りを立てたことがありますか？ このために何か行動を起こしましたか？（例：日程や場所を選んだ，薬を手に入れた）

_____
_____
_____
_____
_____

その計画を実行したり，自分を傷つけたりすることを今でも考えていますか？

_____
_____
_____
_____
_____

あなたはこの出来事の後，自殺を試みたことがありますか？（必要であればたずねる）それは，いつのことですか？

_____
_____
_____
_____
_____

あなたはこれまでに何らかの方法でわざと自分を傷つけたことがありますか？
　必要であればたずねる：たとえば，意図的に自分を爪でかきむしったり，切り傷をつけたり，やけどを負わせたりなど，自分を傷つける行動

をする人がいます。

　必要であればたずねる：あなたはどのような方法で自分を傷つけますか？　最後に自分を傷つけたのはいつですか？　傷つけないために，どうやってあなたはその衝動をコントロールしていますか？

　もし「はい」であれば，記述する。
_____
_____
_____
_____
_____

　あなたはこの出来事の結果，精神科的な，もしくは心理的な援助を求めましたか？　危機介入を受けましたか？（今回の治療は除く）
　　　　　　（　　　　はい　　　　・　　　　いいえ　　　　）

　もし「はい」であれば，記述する。
_____
_____
_____
_____
_____

　あなたはこの出来事以降，今までに感情の問題や気持ちが高ぶったために病院に行きましたか？　自殺企図やアルコール物質乱用の治療を受けましたか？

　　　　　　（　　　　はい　　　　・　　　　いいえ　　　　）

あなたがなぜ病院に行ったのか教えてください。

_____
_____
_____
_____
_____

　もし問題が存在するなら，現段階でのリスクアセスメントとプランをまとめる。

_____
_____
_____
_____
_____

アルコール・物質乱用

　ドラッグや薬物の使用に関して伺いたいと思います。この出来事以降，何か使っているものはありますか？（以下のカテゴリーに沿って聞く）

　医師に処方された薬（薬を特定して使用頻度を記す）

_____
_____
_____
_____
_____

市販薬（タイプと使用頻度を記す）

_____
_____
_____
_____

違法ドラッグ（タイプと使用頻度を記す）

_____
_____
_____
_____

平均して1日にどれくらいのアルコール飲料を飲みますか？（350ml缶のビールかカクテル，もしくは120mlのワインを1杯と考えて）トラウマ以降，飲み方のパターンは変わりましたか？　もしそうならばどのように？

_____
_____
_____
_____

あなたはこれまでにアルコールやドラッグの問題で，法的，対人的，職業的な問題を起こしましたか？

　　　　　（　　　はい　　　・　　　いいえ　　　）

あなた自身，アルコールやドラッグ使用の問題があると思いますか？
（　　　はい　　　・　　　いいえ　　　）

あなたの生活やPTSDの影響について他に私に伝えておきたいことはありませんか？
_____
_____
_____
_____
_____

資 料

よく見られるトラウマ反応

　トラウマとなるような出来事を体験した後で起こってくることの多い反応について説明します。

1．恐怖と不安

　不安は，危険な目に遭っている時には，普通に，自然に，起こってくるものです。トラウマとなった出来事が終わった後でも，長い間不安が続く人もたくさんいます。不安が長引くのは，自分を取りまく世界についての見方が変わり，安全ということの感じ方が変わってしまって，より悲観的になっている場合です。あなたはトラウマを思い出すと，不安な気持ちになると思います。また不安は，時には何の前触れもなく起きてくることもあります。不安を引き起こすきっかけや手がかりになるようなものには，場所や，1日のうちのある決まった時間や，ある特定の匂いや物音や，トラウマを思い出させるような特定の状況などがあります。どのような時に自分が不安になるのか，もっと注意を払ってみると，自分の不安のきっかけになるものをいろいろ発見できるでしょう。そうすると，何の前触れもない不安だと思っていたものが，実は，トラウマを思い出させるきっかけによって引き起こされているのだ，ということが実感されると思います。

2．トラウマを再び体験すること

　トラウマに遭った人がトラウマの出来事を再び体験するのはよくあることです。たとえば，トラウマについて考えたくないのに考えてしまって，それをふり払えないこともあるでしょう。なかにはフラッシュバックを体験したり，出来事がもう1回起こっているような，ありありとしたイメージを体験する人もいます。悪夢もよく起こります。トラウマの体験はとてもショッキングで，日常の体験とはまったく違っていますから，自分が周りの世界について知っていることに，そのトラウマの体験をうまく合わせて整理することができません。ですから，何が起こったのか理解するために，まるで消化をして整理をしようとするかのように，あなたの心は記憶を呼び戻しつづけるのです。

3．覚醒が高まること

　覚醒が高まった状態もトラウマに対してよく起こってくる反応です。びくびくしたり，そわそわしたり，ふるえたり，驚きやすくなったり，集中できなかったり，眠りにくくなります。覚醒が続くと，特に眠りが浅い時には，がまんができなくなったりイライラしたりすることもあります。覚醒の反応は，人間の身体が持っている「戦うか逃げるかの反応」によって生じてきます。「戦うか逃げるかの反応」というのは私たちが危険から身を守るための仕組みで，動物でも持っているものです。危険から身を守るために私たちは，戦ったり逃げだしたりしますが，このような時には，いつもよりも多くのエネルギーを必要とします。そこで，私たちの身体はアドレナリンをさらに送り出して，生き延びるために必要なエネルギーを生み出そうとするのです。

　トラウマを受けると，世界は危険に満ちていると感じることがよくあります。そういう人は，いつも身体を警戒状態にして，どんな攻撃にもすぐに反応できるように準備しています。覚醒の亢進は，たとえばトラと戦うはめになるというような本当に危険な状態では役に立ちます。けれども，実際に危険がない状況になっても，長い間警戒状態が続いてひどく不快に感じてしま

う，ということが問題なのです。
　危険に対するもうひとつの反応はフリーズ（凍りつき）で，たとえば自動車のライトに照らされた猫や鹿のように凍りつきます。この反応は，トラウマの被害を受けている最中に起こることもあります。

4. 回　避
　回避は，トラウマによる苦痛をどうにかしようとする時に使われる，ごく普通の方法です。最も多いのは，被害を受けた場所に行くのを避けるというように，トラウマとなった出来事を思い出す状況を避けることです。トラウマと直接に関係のない状況を避けることもあります。たとえば夜にトラウマの被害を受けた人は，夕方になると外出ができなくなります。別の方法としては，不快な気持ちを減らすためにつらいことを考えたり感じたりしないようにすることもあります。ただしこの方法に頼りすぎると，感情が麻痺してしまい，恐怖だけではなく，心地よさとか，人を愛する気持ちも感じられなくなります。時には，ある考えや感情があまりにもつらいので，あなたの心がそれをすべてブロックしてしまい，出来事の一部が思い出せなくなることもあります。

5. 怒りと苛立ち
　トラウマを受けた人の多くは，怒りっぽくなったり，イライラしていると感じます。もともとあまり怒らなかった人は，こうした自分の変化を怖いと思うかもしれません。親しい人たちに怒りを向けてしまうと，自分でもどうしたら良いのか分からなくなります。イライラがいつまでも消えないことについて，腹が立つこともあります。また，世の中は不公平だと感じることで怒りが生じることもあります。

6. 自分を責める，自分を恥ずかしいと思う
　トラウマを受けると，自分を責めたり，自分を恥ずかしいと思うことがよ

くあります。生き残るためにやったことや，あえてやらなかったことについて，それが自分の落ち度だと思う人が多くいます。たとえば，暴行の被害者には，加害者を撃退するべきだった，暴行を受けてしまった自分が悪いのだ，と考える人がいます。逆に，あの時抵抗しなければケガをすることもなかったのに，と考える人もいます。トラウマを受けている間に，普段はしないような行動をした場合，それを恥ずかしいと思うこともあります。時には，トラウマを受けたのはあなたの落ち度だと，他の人から責められることもあります。

　トラウマについて自分を責めるのは，起こったことに対してあなたが責任を持とうとしているからです。そのことによって，自分自身をしっかりとコントロールしているという感覚が多少は出てくるかもしれませんが，その一方では，自分には何もできなかったと思って落ち込んでしまうこともあります。

7. 悲しむことと落ち込むこと

　トラウマに対する反応として，なげき悲しむことや落ち込むこともよく起こります。気持ちが暗くなったり，悲しくなったり，絶望したり，何もかも仕方がないとあきらめてしまいます。泣くことも増えるかもしれません。それまで楽しみに思っていた友人や遊び，仕事への関心をなくしてしまうこともあります。将来やろうと思っていた計画がどうでもよくなったり，生きている価値がないと思ったりすることもあります。こういう気分が高まると，死んでいたらよかったのにと思ったり，自分を傷つけたり自殺を考えたりすることもあります。トラウマによって，周りの世界や自分を見る見方が大きく変わってしまったのですから，トラウマの被害で失われたものについて悲しんだりなげいたりするのは，ごく当然なことです。

8. 自己イメージや周りの世界に対する見方の変化

　トラウマを受けた後，自分についてのイメージやまわりの世界に対する見

方がしばしば悪い方向に変化します。「こんなに自分が弱くなければ，ばかなことをしなければ，こんな目には遭わなかっただろうに」と思うこともあります。トラウマを受けた後，多くの人が自分は何もかもだめな人間だと思っています（「私はだめな人間だからこうなって当たり前だ」）。

　また，他人を否定的に見るようになり，誰も信じられなくなることもよくあります。これまで世界は安全な場所だと思っていた人は，トラウマによって突然，世界は非常に危険だと思うようになるでしょう。これまでにひどい経験をしてきた人は，トラウマによって，世界はやっぱり危険で他人は信用できないと確信するでしょう。このように否定的な考え方をしていると，トラウマによって自分はまったく変わってしまったと思うようになることがよくあります。他人の前で緊張するようになり，信頼できなくなるので，打ち解けたつきあいをすることが難しくなるでしょう。

9．性的関係

　トラウマを体験すると，性的な関係にも影響が出てしまいます。多くの人は，そういう気持ちになれなかったり，実際に性的な関係を持ちにくくなります。特に性暴力の被害者がそうです。信頼感を持てなくなったことに加えて，性的関係そのものが被害を思い出させるからです。

10．アルコールと薬物

　トラウマを受けた後，アルコールや薬物の摂取量が増える人もいます。常識的な飲酒くらいなら問題ありませんが，トラウマ体験を境にアルコールや薬物の摂取量が増えたのであれば，それは回復を遅らせかねませんし，摂取そのものが問題を引き起こすこともあります[訳注14]。

[訳注14]　カフェイン摂取の増加にも注意。不安を鎮めるためにカフェインを摂取し，逆に不安が高まってしまうことが少なくない。

現実エクスポージャーのための不安階層表

名前：＿＿＿＿＿＿＿＿＿＿＿＿＿　日付：＿＿＿＿＿＿＿＿＿＿＿＿＿

治療者名：＿＿＿＿＿＿＿＿＿＿＿＿＿

SUDS の基準点

 0 －＿＿＿＿＿＿＿＿＿＿＿＿＿＿＿＿＿＿＿＿＿＿＿＿＿＿

 50 －＿＿＿＿＿＿＿＿＿＿＿＿＿＿＿＿＿＿＿＿＿＿＿＿＿＿

 100 －＿＿＿＿＿＿＿＿＿＿＿＿＿＿＿＿＿＿＿＿＿＿＿＿＿＿

項　目	SUDS （セッション 2）	SUDS （最終セッション）
1.＿＿＿＿＿＿＿＿＿＿	＿＿＿＿＿	＿＿＿＿＿
2.＿＿＿＿＿＿＿＿＿＿	＿＿＿＿＿	＿＿＿＿＿
3.＿＿＿＿＿＿＿＿＿＿	＿＿＿＿＿	＿＿＿＿＿
4.＿＿＿＿＿＿＿＿＿＿	＿＿＿＿＿	＿＿＿＿＿
5.＿＿＿＿＿＿＿＿＿＿	＿＿＿＿＿	＿＿＿＿＿
6.＿＿＿＿＿＿＿＿＿＿	＿＿＿＿＿	＿＿＿＿＿
7.＿＿＿＿＿＿＿＿＿＿	＿＿＿＿＿	＿＿＿＿＿
8.＿＿＿＿＿＿＿＿＿＿	＿＿＿＿＿	＿＿＿＿＿
9.＿＿＿＿＿＿＿＿＿＿	＿＿＿＿＿	＿＿＿＿＿
10.＿＿＿＿＿＿＿＿＿＿	＿＿＿＿＿	＿＿＿＿＿
11.＿＿＿＿＿＿＿＿＿＿	＿＿＿＿＿	＿＿＿＿＿
12.＿＿＿＿＿＿＿＿＿＿	＿＿＿＿＿	＿＿＿＿＿
13.＿＿＿＿＿＿＿＿＿＿	＿＿＿＿＿	＿＿＿＿＿

14._____   _____   _____
15._____   _____   _____
16._____   _____   _____
17._____   _____   _____
18._____   _____   _____

現実エクスポージャー宿題記録用紙

名前：＿＿＿＿＿＿＿＿＿＿＿＿＿＿　　日付：＿＿＿＿＿＿＿＿＿＿＿＿＿＿

1）練習する場面：

日付と時間	SUDS 前　後　最高	日付と時間	SUDS 前　後　最高
1.＿＿＿＿＿	＿＿　＿＿　＿＿	5.＿＿＿＿＿	＿＿　＿＿　＿＿
2.＿＿＿＿＿	＿＿　＿＿　＿＿	6.＿＿＿＿＿	＿＿　＿＿　＿＿
3.＿＿＿＿＿	＿＿　＿＿　＿＿	7.＿＿＿＿＿	＿＿　＿＿　＿＿
4.＿＿＿＿＿	＿＿　＿＿　＿＿	8.＿＿＿＿＿	＿＿　＿＿　＿＿

2）練習する場面：

日付と時間	SUDS 前　後　最高	日付と時間	SUDS 前　後　最高
1.＿＿＿＿＿	＿＿　＿＿　＿＿	5.＿＿＿＿＿	＿＿　＿＿　＿＿
2.＿＿＿＿＿	＿＿　＿＿　＿＿	6.＿＿＿＿＿	＿＿　＿＿　＿＿
3.＿＿＿＿＿	＿＿　＿＿　＿＿	7.＿＿＿＿＿	＿＿　＿＿　＿＿
4.＿＿＿＿＿	＿＿　＿＿　＿＿	8.＿＿＿＿＿	＿＿　＿＿　＿＿

3）練習する場面：

日付と時間	SUDS 前　後　最高	日付と時間	SUDS 前　後　最高
1.＿＿＿＿＿	＿＿　＿＿　＿＿	5.＿＿＿＿＿	＿＿　＿＿　＿＿
2.＿＿＿＿＿	＿＿　＿＿　＿＿	6.＿＿＿＿＿	＿＿　＿＿　＿＿
3.＿＿＿＿＿	＿＿　＿＿　＿＿	7.＿＿＿＿＿	＿＿　＿＿　＿＿
4.＿＿＿＿＿	＿＿　＿＿　＿＿	8.＿＿＿＿＿	＿＿　＿＿　＿＿

想像エクスポージャー宿題記録用紙

名前：＿＿＿＿＿＿＿＿＿＿＿＿＿　日付：＿＿＿＿＿＿＿＿＿＿＿＿＿

やり方：想像エクスポージャーの録音を聞く前と後での，あなたの SUDS を 0 ～ 100 の数字（0 は苦痛がない状態，100 は最大の苦痛，不安，パニックがある状態）で記録してください。

録音のナンバー：＿＿＿＿＿＿＿＿＿＿＿＿＿＿＿

日付と時間				
前の SUDS				
後の SUDS				
最大の SUDS				

日付と時間				
前の SUDS				
後の SUDS				
最大の SUDS				

日付と時間				
前の SUDS				
後の SUDS				
最大の SUDS				

文 献

American Psychiatric Association. (2000). *Diagnostic and statistical manual of mental disorders (4th ed.)—Text Revision.* Washington, DC: Author.

Amir, N., Stafford, J., Freshman, M. S., & Foa, E. B. (1998). Relationship between trauma narratives and trauma pathology. *Journal of Traumatic Stress, 11*, 385–392.

Barlow, D. H. (2004). Psychological treatments. *American Psychologist, 59*, 869–878.

Beck, A. T., Ward, C. H., Mendelson, M., Mock, J., & Erbaugh, J. (1961). An inventory for measuring depression. *Archives of General Psychiatry, 4*, 561–571.

Breslau, N. (1998). Epidemiology of trauma and posttraumatic stress disorder. In R. Yehuda (Ed.), *Psychological trauma* (pp. 1–29). Washington, DC: American Psychiatric Press.

Breslau, N., Davis, G. C., Andreski, P., & Peterson, E. (1991). Traumatic events and posttraumatic stress disorder in an urban population of young adults. *Archives of General Psychiatry, 48*, 216–222.

Cahill, S. P., & Foa, E. B. (2004). A glass half empty or half full? Where we are and directions for future research in the treatment of PTSD. In S. Taylor (Ed.), *Advances in the treatment of posttraumatic stress disorder: Cognitive-behavioral perspectives* (pp. 267–313). New York: Springer.

Cahill, S. P., Hembree, E. A., & Foa, E. B. (2006). Dissemination of prolonged exposure therapy for posttraumatic stress disorder: Successes and challenges. In Y. Neria, R. Gross, R. Marshall, & E. Susser (Eds.), *Mental health in the wake of terrorist attacks* (pp. 475–492). Cambridge: Cambridge University Press.

Cahill, S. P., Rauch, S. A. M., Hembree, E. A., & Foa, E. B. (2003). Effectiveness of cognitive behavioral treatments for PTSD on anger. *Journal of Cognitive Psychotherapy, 17*(2), 113–131.

Feeny, N. C., Zoellner, L. A., & Foa, E. B. (2002). Treatment outcome for chronic PTSD among female assault victims with borderline personality characteristics: A preliminary examination. *Journal of Personality Disorders, 16,* 30–40.

First, M. B., Spitzer, R. L., Gibbon, M., & Williams, J. B. (1995). *Structured Clinical Interview for DSM-IV Axis I Disorders—Patient Edition (SCID-I/P, Version 2).* New York: Biometrics Research Department, New York State Psychiatric Institute.

Foa, E. B., & Cahill, S. P. (2001). Psychological therapies: Emotional processing. In N. J. Smelser & P. B. Bates (Eds.), *International encyclopedia of the social and behavioral sciences* (pp. 12363–12369). Oxford: Elsevier.

Foa, E. B., Cashman, L., Jaycox, L., & Perry, K. (1997). The validation of a self-report measure of posttraumatic stress disorder: The Posttraumatic Diagnostic Scale. *Psychological Assessment, 9,* 445–451.

Foa, E. B., Dancu, C. V., Hembree, E. A., Jaycox, L. H., Meadows, E. A., & Street, G. P. (1999). A comparison of exposure therapy, stress inoculation training, and their combination for reducing posttraumatic stress disorder in female assault victims. *Journal of Consulting and Clinical Psychology, 67,* 194–200.

Foa, E. B., Davidson, J. R. T., & Frances, A. (1999). The expert consensus guideline series: Treatment of posttraumatic stress disorder. *Journal of Clinical Psychiatry, 60,* 4–76.

Foa, E. B., Hembree, E. A., Cahill, S. P., Rauch, S. A., Riggs, D. S., Feeny, N. C., and Yadin, E. (2005). Randomized trial of prolonged exposure for PTSD with and without cognitive restructuring: Outcome at academic and community clinics. *Journal of Consulting and Clinical Psychology, 73,* 953–964.

Foa, E. B., Huppert, J. D., & Cahill, S. P. (2006). Emotional processing theory: An update. In B. O. Rothbaum (Ed.), *The nature and treatment of pathological anxiety* (pp. 3–24). New York: Guilford Press.

Foa, E. B., & Jaycox, L. H. (1999). Cognitive-behavioral theory and treatment of posttraumatic stress disorder. In D. Spiegel (Ed.), *Efficacy and cost-effectiveness of psychotherapy* (pp. 23–61). Washington, DC: American Psychiatric Press.

Foa, E. B., & Kozak, M. J. (1985). Treatment of anxiety disorders: Implications for psychopathology. In A. H. Tuma & J. D. Maser (Eds.), *Anxiety and the anxiety disorders* (pp. 421–452). Hillsdale, NJ: Erlbaum.

Foa, E. B., & Kozak, M. J. (1986). Emotional processing of fear: Exposure to corrective information. *Psychological Bulletin, 99,* 20–35.

Foa, E. B., & Meadows, E. A. (1997). Psychosocial treatments for posttraumatic stress disorder: A critical review. In J. Spence, J. M. Darley,

& D. J. Foss (Eds.), *Annual Review of Psychology, Vol. 48* (pp. 449–480). Palo Alto, CA: Annual Reviews.

Foa, E. B., Molnar, C., & Cashman, L. (1995). Change in rape narratives during exposure therapy for posttraumatic stress disorder. *Journal of Traumatic Stress—Special Research on Traumatic Memory, 8,* 675–690.

Foa, E. B., & Riggs, D. S. (1993). Post-traumatic stress disorder in rape victims. In J. Oldham, M. B. Riba, & A. Tasman (Eds.), *American Psychiatric Press Review of Psychiatry, Vol. 12* (pp. 285–309). Washington, DC: American Psychiatric Press.

Foa, E. B., Riggs, D. S., Massie, E. D., & Yarczower, M. (1995). The impact of fear activation and anger on the efficacy of exposure treatment for posttraumatic stress disorder. *Behavior Therapy, 26,* 487–499.

Foa, E. B., & Rothbaum, B. O. (1998). *Treating the trauma of rape: Cognitive-behavioral therapy for PTSD.* New York: Guilford Press.

Foa, E. B., Rothbaum, B. O., & Furr, J. M. (2003). Augmenting exposure therapy with other CBT procedures. *Psychiatric Annals, 33,* 47–53.

Foa, E. B., Rothbaum, R. O., Riggs, D. S., & Murdock, T. B. (1991). Treatment of posttraumatic stress disorder in rape victims: A comparison between cognitive-behavioral procedures and counseling. *Journal of Consulting and Clinical Psychology, 59,* 715–723.

Foa, E. B., Steketee, G. S., & Rothbaum, B. O. (1989). Behavioral/cognitive conceptualizations of post-traumatic stress disorder. *Behavior Therapy, 20,* 155–176.

Foa, E. B., Zoellner, L. A., Feeny, N. C., Hembree, E. A., & Alvarez-Conrad, J. (2002). Does imaginal exposure exacerbate PTSD symptoms? *Journal of Consulting and Clinical Psychology, 70,* 1022–1028.

Friedman, M. J., Davidson, J. R. T., Mellman, T. A., & Southwick, S. M. (2000). Pharmacotherapy. In E. Foa, T. Keane, & M. Friedman (Eds.), *Effective treatments for PTSD: Practice guidelines from the International Society for Traumatic Stress Studies* (pp. 84–105). New York: Guilford.

Harvey, A. G., Bryant, R. A., & Tarrier, N. (2003). Cognitive behaviour therapy for posttraumatic stress disorder. *Clinical Psychology Review, 23,* 501–522.

Hembree, E. A., Foa, E. B., Dorfan, N. M., Street, G., Kowalski, J., & Tu, X. (2003). Do patients drop out prematurely from exposure therapy for PTSD? *Journal of Traumatic Stress, 16*(6), 555–562.

Hembree, E. A., Rauch, S. A. M., & Foa, E. B. (2003). Beyond the manual: The insider's guide to prolonged exposure therapy for PTSD. *Cognitive and Behavioral Practice, 10,* 22–30.

Institute of Medicine. (2001). *Crossing the quality chasm: A new health system for the 21st century.* Washington, DC: National Academy Press.

Jaycox, L. H., Foa, E. B., & Morral, A. R. (1998). Influence of emotional engagement and habituation on exposure therapy for PTSD. *Journal of Consulting and Clinical Psychology, 66,* 185–192.

Kessler, R. C., Sonnega, A., Bromet, E., Hughes, M., & Nelson, C. B. (1995). Posttraumatic stress disorder in the National Comorbidity Survey. *Archives of General Psychiatry, 52,* 1048–1060.

Kilpatrick, D. G., Resnick, H. S., & Freedy, J. R. (May 1992). *Post-traumatic stress disorder field trial report: A comprehensive review of the initial results.* Paper presented at the annual meeting of the American Psychiatric Association. Washington, DC.

Nacasch, N., Cohen-Rapperot, G., Polliack, M., Knobler, H. Y., Zohar, J., & Foa, E. B. (2003, April). Prolonged exposure therapy for PTSD: The dissemination and the preliminary results of the implementation of the treatment protocol in Israel [Abstract]. *Proceedings of the 11th Conference of the Israel Psychiatric Association, Haifa, Israel.*

Resick, P. A., Pallavi, N., Weaver, T. L., Astin, M. C., & Feuer, C. A. (2002). A comparison of cognitive-processing therapy with prolonged exposure and a waiting condition for the treatment of chronic posttraumatic stress disorder in female rape victims. *Journal of Consulting and Clinical Psychology, 70,* 867–879.

Riggs, D. S., Rothbaum, B. O., & Foa, E. B. (1995). A prospective examination of symptoms of posttraumatic stress disorder in victims of nonsexual assault. *Journal of Interpersonal Violence, 10,* 201–214.

Rogers, P., Gray, N. S., Williams, T., & Kitchiner, N. (2000). Behavioral treatment of PTSD in a perpetrator of manslaughter: A single case study. *Journal of Traumatic Stress, 13,* 511–519.

Rothbaum, B. O., Astin, M. C., & Marsteller, F. (2005). Prolonged exposure versus eye movement desensitization and reprocessing (EMDR) for PTSD rape victims. *Journal of Traumatic Stress, 18,* 607–616.

Rothbaum, B. O., Cahill, S. P., Foa, E. B., Davidson, J. R. T., Compton, J., Connor, K., Astin, M., & Hahn, C.-G. (2006). Augmentation of sertraline with prolonged exposure in the treatment of PTSD. *Journal of Traumatic Stress, 19,* 625–638.

Rothbaum, B. O., Foa, E. B., Riggs, D. S., Murdock, T., & Walsh, W. (1992). A prospective examination of post-traumatic stress disorder in rape victims. *Journal of Traumatic Stress, 5,* 455–475.

Rothbaum, B. O., Meadows, E. A., Resick, P., & Foy, D. W. (2000). Cognitive-behavioral therapy. In E. B. Foa, T. M. Keane, & M. J. Friedman

(Eds.), *Effective treatments for PTSD: Practice guidelines from the International Society for Traumatic Stress Studies* (pp. 60–83). New York: Guilford Press.

Rothbaum, B. O., Ruef, A. M., Litz, B. T., Han, H., & Hodges, L. (2003). Virtual reality exposure therapy of combat-related PTSD: A case study using psychophysiological indicators of outcome. *Journal of Cognitive Psychotherapy: An International Quarterly, 17,* 163–178.

Schnurr, P. P., & Green, B. L. (2004). Understanding relationships among trauma, post-traumatic stress disorder, and health outcomes. *Advances in Mind-Body Medicine, 20,* 18–29.

Shapiro, F. (1989). Eye movement desensitization: A new treatment for post-traumatic stress disorder. *Journal of Behavior Therapy and Experimental Psychiatry, 20,* 211–217.

Shapiro, F. (1995). *Eye movement desensitization and reprocessing: Basic principles, protocols, and procedures.* New York: Guilford Press.

Tolin, D. F., & Foa, E. B. (2006). Sex differences in trauma and posttraumatic stress disorder: A quantitative review of 25 years of research. *Psychological Bulletin, 132,* 959–992.

索 引

【英 語】

B
BDI 37
Beck Depression Inventory 37

C
CBT 1
Center for the Treatment and
　　Study of Anxiety 8
cognitive processing therapy 12
cognitive restructuring 11
CPT 12
CR 11
CTSA 8

D
DSM-IV I 軸障害のための
　　構造化面接 37
DV 被害 32

E
effect size 10
EMDR 12
emotion 1
eye movement desensitization and
　　reprocessing 12

H
habituation 19

N
normalization 3

O
over engagement 144

P
PDS® 37
PE 1
PE モデル 15
Posttraumatic Stress
　　Diagnostic Scale 37
Posttraumatic Symptom
　　Scale-Interview 37
process 1, 96
PSS-I 37
psychosocial therapy 22
PTSD 1

S
SC 10
SCID I 37
selective serotonergic reuptake
　　inhibitors 22
SIT 9, 22
SSRIs 22
stress inoculation training 9
Subjective Units of Discomfort 78
SUDS 78
supportive counseling 10

T
The Structured Clinical Interview for
　　DSM-IV Axis I Disorders 37

traumatic memory 4

U

under engagement 142

W

WOAR 11
Women Organized Against Rape 11

【日本語】

あ

悪化 132
アルコール 152
アルコール乱用 32
安全行動 139
アンダー・エンゲージメント 123
怒り 30, 135, 150
うつ病 23
エキスパートコンセンサス
　　ガイドライン 22
エクスポージャー療法 2
オーバー・エンゲージメント 123

か

外傷後症状尺度面接 37
外傷後ストレス障害 1
外傷後ストレス診断尺度 37
階層表 26, 80
概念モデル 39
回避 4, 16, 75
解離症状 34
解離性障害 34
過覚醒 4
過呼吸 53
悲しみ 135

眼球運動による脱感作と再処理法 12
記憶の断片化 18
気分障害 7
境界性パーソナリティ障害 35
共感 25
強迫性障害 23
恐怖構造 136
恐怖刺激 16
恐怖反応 16
苦痛の主観的評価点数 78
苦痛のレベル 142
馴化 19
系統的脱感作 9
現在形 144
現実エクスポージャー 2, 50
効果量 10
交通事故 8
行動の活性化 137
拷問 8
呼吸再調整法 2, 53
コメント 107
コントロール感 141

さ

罪悪感 21, 35
罪責 153
再体験 4
視覚化 143
自己破壊的 152
自殺傾向 66
自殺念慮 66
支持 25
支持的心理療法 9
自傷行為 31
自傷他害行為 31
自責感 135
自然回復 30
持続エクスポージャー療法 1
児童虐待 8

宿題 26
情動処理 1
情動処理理論 2
衝動制御 152
情動的関わり 135, 141
情動的関わりの過剰 144
情動的関わりの不足 142
除外基準 31
処理 1, 96
心理教育 2
心理社会療法 22
睡眠困難 63
ストレス免疫訓練 9
性暴力 8
選択的セロトニン再取り込み阻害薬 22
戦闘 8
想像エクスポージャー 2, 50
組織化 18

た

対人暴力 38
第Ⅱ軸障害 30
単一恐怖 9
恥辱感 35
長期間のトラウマ 96
治療原理 97
治療者のケア 44
治療同盟 135
治療の修正 135
治療の焦点 152
動機づけ 41
トラウマ記憶 4
トラウマ面接 25, 53

な

認知構造 16
認知行動療法 1
認知再構成法 11
認知処理療法 12

ノーマライゼーション 3

は

パーソナリティ障害 35
恥 30, 135
パニック障害 23
犯罪被害 8
悲嘆 135
否定的な情動 135
広場恐怖 9
不安 10
不安階層表 84
不安障害 2, 7
不安治療研究センター 8
複数のトラウマ 96
フラッシュバック 52
ベック抑うつ尺度 37
ホットスポット 123

や

薬物乱用 32
薬物乱用障害 7
有病率 7
抑うつ 10
よく見られるトラウマ反応 26, 70

ら

ライフスタイル 152
リスク 21
レイプに立ち向かう女性たち 11

おわりに

　私たちは，2003年5月に，日本で初めてフォア教授を招聘し，PEについての4日間のワークショップを開催した。その後，実際の治療成果が集積されるまではPEについて発表することを控えてきた。これは従来の日本での精神療法研究が理論や印象的な症例の紹介を優先し，治療成績や失敗事例の報告がなおざりにしてきたことを意識したためである。その後，日本での臨床研究も進展しつつあることを受け，このたび本書を訳出することができたことを，大変嬉しく感じている。

　この治療法で教えられたのは，不安の向こう側に解決があるということである。多くの精神疾患において不安は二層性である。原発性の不安が生じた後，不安が生じることに対してさらに不安を抱くことで病状が悪化する。パニック発作の後の予期不安，過呼吸における不安の連鎖などがそうである。PTSDでは，患者は現実の体験によって強い恐怖を感じるだけではなく，その記憶に触れることに対して強い予期不安を抱き，実際に記憶に触れるとあたかも被害が現実に繰り返されているように感じてパニックになる。そのために記憶を回避しようと努力をし，部分的に解離が生じる。そのために体験の記憶が断片的となり，全体像が分からないためにかえって恐怖が増強する。他方で，トラウマの記憶を回避をするためにはその記憶をどこかで強く意識し続ける必要があり，記憶を過去へと押し流すことができない。

　この悪循環から逃れるためには，トラウマ記憶の想起それ自体への不安を軽減しなくてはならない。そのためには恐怖を抱いている対象，つまり想起される記憶がどのような広がりを持っており，その想起によって実際にどのような「有害なこと」が生じるのか，ということを確かめ

ていく必要がある。この作業はきわめて実際的なものであり，それが効果をあげるためには量的，時間的な反復と積み重ねが必要である。トラウマは心という窓を通じて身体に刻み込まれた被害であり，その回復のためには，「重さを持った心」を相手にすることになる。そのような重さを感じながらトラウマを聞くことは治療者にとっても負担が大きいが，患者はまさしくそのような世界を生きているのである。しかし治療が成功した時には，自己イメージや認知にも大きな変化がもたらされ，自分は汚れてしまった，生きる値打ちもないといった考えからも解放されることが多い。そのような認識もまた心理的反応であり，不安の身体化症状または被害時の知覚の再体験だったのである。そうしたことを明確に学ぶことができたのも，この治療法を導入した大きな成果であった。

　一般に，認知行動療法は何となくマニュアルに従った治療のように誤解されている。しかし患者に応じて実に多彩な応用と工夫が必要となる。そうでなければ治療自体が維持できない。患者は記憶におびえている。この治療の目的は，そうした患者を恐怖へと追いやることではなく，ちょうど悪夢から覚めた時のような安心感を提供することである。私は良くジェットコースターの例えを使う（女性患者の多くは私よりもはるかにジェットコースターが好きである）。あなたはどうして，ジェットコースターのような怖い乗り物が平気なのだろうか。それは，安全な場所に帰ってくることが分かっているからである。トラウマの向こう側にもやはり安全な着地点がある。そのことをこの治療法は教えているのだと思う。

2009 年 3 月

金　吉晴

＊

　この治療法を最初に知った時に，私は疑いにも似た気持ちを持った。たった10回のセッションでほとんどのPTSDがよくなる心理療法なんてあるのだろうか。何か「からくり」があるのではないか，1回限りの事件のようなトラウマ体験によるPTSDだけを上手に拾い上げて扱っているのではないか——研究論文を読んでみても，その疑問を解消することはできなかった。

　共訳者の金がフォア教授を日本に呼び，ワークショップを開くという話を聞いた時には，私はこの治療法についての自分の疑問をどうしても解消したいという気持ちになっていた。もし納得できたらPEを実際にやってみよう，そうでなかったらやめようと，けっこう必死な気持ちで，そしてほとんど失礼といってもいいような態度でフォア教授に質問を乱発した。あとからフォア教授に何度か「あなたは日本人とは思えなかった」と言われたくらいである。

　その時の答えは「複雑なPTSDケースもPEの対象となる，そもそもPTSD患者の多くはそういうケースである。ただし最初にPE治療を始める時には勧めない」というものだった。確かにワークショップで紹介されたケースの中には性的虐待などの被害による複雑な症状を持つケースもあった。

　それでも，私はまだ納得できていないところがあった。本当に納得したのはフォア教授の研究所（CTSA）に行って，多くのケースに触れた時である。フィラデルフィアにあるフォア教授の研究所で扱っているPTSDケースの過半数は都市に住むアフリカ系アメリカ人である。多くの人が治安の悪い地域に住んでおり，複数のトラウマを抱えている。フォア教授のグループは，こういう人たちを対象として，効果研究で優れた結果を出していたのである。フォア教授自身のパーソナリティも，武骨と言っていいくらいストレートで，小細工などとは無縁の人である

こともわかった。

　その後，実際にこの療法を使ってみて，今は，さまざまな意味で「開かれた」治療法であり，それが魅力であることを強く感じている。

　強力な心理療法のイメージは，良くも悪くも「魔術」に近い。密室で秘技を使って治療する。その成果は限られたサークルの中で保存的に伝えられていく。それが心理療法を疑似科学にとどめてしまう要因にもなってきた。PEはこういう心理療法イメージとは対極に位置するものである。

　まず，何を目標として何をやっているかがわかりやすく，クライエント自身が治療法を自分のものにしていける，ということがある。また，スーパービジョン用のビデオ録画や，クライエントに渡す宿題のためのセッションの録音によって，常に100％外に開かれる「可能性」——もちろん治療の倫理は厳しく守られる。念のため——を秘めているということもある。たとえば，治療の質を保つためのスーパービジョンにおいてビデオは大きな力を発揮するし，クライエントも，常に治療の録音をすべて持っていることになるから，透明性が高い。3つめに，治療者にとっても，何を何故やるかということが明確であるから，さまざまな工夫がしやすく，応用可能性の高い方法である，と言える。こんなに具体的なマニュアルを出すことができるのもその風通しのよさゆえだろう。

　それでも，最後にはやはり，明解であることは簡単であることを意味するものではないと言っておきたい。この治療法を複雑な症状を持つクライエントに対して安全に使うには臨床力を要する。基礎的な力のない人がこの方法によって万能になるわけではない。それではまた「魔術」である。ぜひスーパービジョンを受けつつ使っていただければと思う。

2009年3月

小西聖子

著者について

エドナ・B・フォア博士（Edna B. Foa, Ph.D.）

　ペンシルヴァニア大学医学部の精神科臨床心理学の教授であり，不安治療研究センターの所長である。1970 年にミズーリ大学コロンビア校から，臨床心理学とパーソナリティ研究による博士号を授与されている。フォア博士は不安障害の精神病理学と治療について研究を行ってきており，特に強迫性障害（OCD），心的外傷後ストレス障害（PTSD），社会恐怖を専門としている。これらの領域では，世界でトップクラスのエキスパートの1人である。フォア博士は，DSM-IV の OCD に関する委員会の委員長であり，PTSD に関する委員会の共同委員長でもある。また彼女は，国際トラウマティック・ストレス学会の治療ガイドライン特別委員会の委員長でもある。

　フォア博士は，数冊の書籍，250 を超える論文と分担執筆書籍を出版しており，世界中で講演を行っている。彼女の仕事は，数え切れないほどの賞や表彰を受けている。一部を挙げると，フルブライト国際学術交流プログラムにおける優秀教授賞，アメリカ心理学会の臨床心理科学協会による優秀科学者賞，行動療法推進協会による第1回卓越した研究貢献賞，アメリカ心理学会による臨床心理学に対する卓越した科学的貢献賞，国際トラウマティック・ストレス学会による生涯業績賞，2006 年フルブライト・ベテラン研究者賞などがある。

エリザベス・A・ヘンブリー博士（Elizabeth A Hembree, Ph.D.）

ペンシルヴァニア大学医学部の精神科臨床心理学の准教授であり，また，不安治療研究センターにおけるトレーニングおよびレイプ・犯罪被害者プログラムの責任者である。ヘンブリー博士は，1990年にデラウェア大学から，臨床心理学の博士号を授与されている。主な関心および研究テーマはPTSDに対する認知行動療法の研究と普及である。ヘンブリー博士はPTSDやOCDの治療に関する科学論文や分担執筆書籍などを出版している。また，国際的な講演に招待され，数多くのワークショップで，PTSDの治療法である持続エクスポージャー療法について指導している。

バーバラ・O・ロスバウム博士（Barbara O. Rothbaum, Ph.D.）

エモリー大学医学部精神医学・行動科学科の精神医学の教授であり，エモリー大学におけるトラウマおよび不安からの回復プログラムの責任者である。ロスバウム博士は，情動障害（特に不安やPTSD）の患者の治療に関する研究を専門としており，彼女の研究は州や国からの表彰を受けている。国際的な招待講演や，科学論文・分担執筆書籍の執筆，PTSDの治療に関する多くの書籍の出版および編集などを行ってきた。米国心理専門家委員会が認定する行動心理学資格を取得している。ロスバウム博士は国際トラウマティック・ストレス学会の前会長である。また，心理的障害の治療にバーチャルリアリティ（仮想現実）を利用した第一人者でもある。

訳者について

【監訳者】

金　吉晴

精神科医，医学博士。

- 1984 年　京都大学医学部卒業
- 1990 年　国立精神・神経センター精神保健研究所研究員
- 1995 年　ロンドン精神医学研究所在外研究
- 1997 年　厚生大臣より表彰（ペルー大使館公邸人質占拠事件での医療活動に対して）
- 2002 年　独立行政法人国立精神・神経医療研究センター精神保健研究所成人精神保健研究部長／災害時こころの情報支援センター長（現職）

『心的トラウマの理解とケア改訂版』（編著／じほう社，2006），『PTSD 薬物療法アルゴリズム』（英語版作製委員，共訳／メディカルフロントインターナショナル，2007）など多数。

小西聖子

精神科医，医学博士，臨床心理士。

- 1988 年　筑波大学医学専門学群卒業
- 1992 年　筑波大学医学研究科博士課程修了
- 1993 年　東京医科歯科大学難治疾患研究所にて犯罪被害者支援，トラウマの心理的ケアに従事
- 1997 年　警察庁長官より表彰（ペルー大使館公邸人質占拠事件での医療活動に対して）
- 1999 年　武蔵野大学人間関係学部，大学院人間社会専攻教授（臨床心理学）
- 2012 年　武蔵野大学人間科学部大学院人間学専攻教授（現職）

『犯罪被害者の心の傷　増補改訂版』（白水社，2006），『犯罪被害者のメンタルヘルス』（編著／誠信書房，2008）など多数。

【訳者】

石丸径一郎
東京大学大学院教育学研究科博士課程修了。博士（教育学）。
2011年より，東京大学大学院教育学研究科講師。

寺島　瞳
筑波大学大学院人間総合科学研究科博士課程修了。博士（心理学）。
2008年より，筑波大学人間総合科学研究科（現人間系）助教。

本田りえ
武蔵野大学大学院人間社会・文化研究科博士課程修了。博士（学術）。
2011年より，武蔵野大学非常勤講師。

PTSD の持続エクスポージャー療法
トラウマ体験の情動処理のために

2009 年 3 月 18 日　初版第 1 刷発行
2025 年 4 月 12 日　初版第 5 刷発行

著　　者　エドナ・B・フォア　エリザベス・A・ヘンブリー
　　　　　バーバラ・O・ロスバウム
監訳者　金　　吉晴　小西聖子
訳　　者　石丸径一郎　寺島　　瞳　本田りえ
発行者　石澤雄司
発行所　㈱星和書店
　　　　〒168-0074　東京都杉並区上高井戸 1-2-5
　　　　電話　03（3329）0031（営業部）／03（3329）0033（編集部）
　　　　FAX　03（5374）7186（営業部）／03（5374）7185（編集部）
　　　　http://www.seiwa-pb.co.jp

Ⓒ 2009　星和書店　　Printed in Japan　　ISBN978-4-7911-0698-1

・本書に掲載する著作物の複製権・翻訳権・上映権・譲渡権・公衆送信権（送信可能化権を含む）は㈱星和書店が保有します。
・JCOPY〈（社）出版者著作権管理機構 委託出版物〉
　本書の無断複製は著作権法上での例外を除き禁じられています。複製される場合は、そのつど事前に（社）出版者著作権管理機構（電話 03-5244-5088，FAX 03-5244-5089，e-mail：info@jcopy.or.jp）の許諾を得てください。

PTSDの持続エクスポージャー療法
ワークブック
トラウマ体験からあなたの人生を取り戻すために

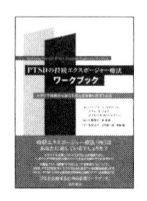

[著] B・O・ロスバウム、E・B・フォア、
　　E・A・ヘンブリー
[監訳] 小西聖子、金 吉晴
[訳] 本田りえ、石丸径一郎、寺島 瞳

A5判　128頁　定価：本体 1,300円+税

行動療法の一種である持続エクスポージャー療法（PE）は、治療目標や目標達成のための段階や方法がわかりやすく、最適な治療を行うための工夫もしやすい。現在エビデンスのあるPTSDの治療法の中で最良とされ、日本のPTSD治療にも大きな影響を与えている。本書は2009年に小社より刊行された『PTSDの持続エクスポージャー療法』と組となるワークブックであり、PTSD患者ならびに臨床家にとって、実際の治療にPEを取り入れる際の必携書である。

◆主な目次
第1章　はじめに
第2章　このプログラムはあなたに適しているでしょうか？
第3章　セッション1
第4章　セッション2
第5章　セッション3
第6章　問題を予測し、解決する
第7章　中間セッション―セッション4から治療の終結まで―
第8章　最終セッション

発行：星和書店　http://www.seiwa-pb.co.jp

青年期PTSDの持続エクスポージャー療法
―治療者マニュアル―

[著] エドナ・B・フォア、ケリー・R・クレストマン、
  エヴァ・ギルボア＝シェヒトマン
[訳] 金吉晴、中島聡美、小林由季、大滝涼子
A5判　288頁　定価：本体 3,500円+税

持続エクスポージャー療法（PE）は，PTSD治療法の中でも効果が高いことで知られる。青年期ならではの成長過程の困難にも注意しつつ，10代のPTSD患者にPEを用いる際の必読治療マニュアル。

青年期PTSDの持続エクスポージャー療法
―10代のためのワークブック―

[著] ケリー・R・クレストマン、
  エヴァ・ギルボア＝シェヒトマン、エドナ・B・フォア
[訳] 金吉晴、小林由季、大滝涼子、大塚佳代
B5判　132頁　定価：本体 1,500円+税

持続エクスポージャー療法（PE）では，適切な実践を重ねることでPTSD患者をトラウマ体験の苦痛から解放することを目指す。本書は特に思春期・青年期の患者を対象としたPE実践ワークブックである。

発行：星和書店　http://www.seiwa-pb.co.jp

身体に閉じ込められたトラウマ
ソマティック・エクスペリエンシングによる
最新のトラウマ・ケア

［著］ピーター・A・ラヴィーン
［訳］池島良子、西村もゆ子、福井義一、牧野有可里
A5判　464頁　定価：本体 3,500円+税

からだの気づきを用いた画期的なトラウマ・ケアとして注目を集めているソマティック・エクスペリエンシングの創始者ラヴィーンによる初めての理論的解説書。読者をトラウマ治療の核心に導く。

複雑性PTSD
生き残ることから生き抜くことへ

［著］ピート・ウォーカー
［訳］牧野有可里、池島良子
A5判　372頁　定価：本体 3,600円+税

心理療法士で自身も複雑性PTSDの当事者である著者が、トラウマを癒すための多種多様なセラピーに加え、癒しをサポートするツールボックスを紹介。複雑性PTSDの苦しみを和らげ、心穏やかに過ごす方法を学ぶ一冊。

発行：星和書店　http://www.seiwa-pb.co.jp